LIÇÕES EM MEIO À
PANDEMIA

Ciência e Reflexões em Tempos de Covid-19

LIÇÕES EM MEIO À PANDEMIA
Ciência e Reflexões em Tempos de Covid-19

Henrique Bacci

Capa
Bruno Marques

Ilustrações
Vânia Marques

Impressão e Acabamento
Digitop Gráfica Editora

Direitos Reservados
Nenhuma parte pode ser duplicada ou reproduzida sem expressa autorização do Editor.

sarvier
Sarvier Editora de Livros Médicos Ltda.
Rua dos Chanés 320 – Indianópolis
04087-031 – São Paulo – Brasil
Telefone (11) 5093-6966
sarvier@sarvier.com.br
www.sarvier.com.br

Dados Internacionais de Catalogação na Publicação (CIP)
(Câmara Brasileira do Livro, SP, Brasil)

Bacci, Henrique
  Lições em meio à pandemia : ciência e reflexões em tempos de Covid-19 / Henrique Bacci. -- São Paulo : SARVIER, 2020.

  Vários co-autores.
  ISBN 978-65-5686-003-9

  1. Coronavírus (COVID-19) – Epidemiologia 2. Doenças respiratórias 3. Doenças transmissíveis 4. Notícias falsas 5. Pandemias 6. Reflexões 7. Saúde pública 8. Superação I. Título.

20-37961   CDD-616.9

Índices para catálogo sistemático:
1. Coronavírus : COVID-19 : Saúde pública : Ciências médicas   616.9

Cibele Maria Dias – Bibliotecária – CRB-8/9427

Sarvier, 1ª edição, 2020

LIÇÕES EM MEIO À
PANDEMIA

Ciência e Reflexões em Tempos de Covid-19

Henrique Bacci

sarvier

Peço ao leitor que faça um pequeno esforço de memória e volte seus pensamentos para a noite de 31 de dezembro de 2019. A maioria das pessoas provavelmente se lembrará de momentos de confraternização, da imagem dos céus iluminados por fogos de artifício, recebendo os pedidos de orações de paz, saúde e prosperidade. Assim é o costume. Mas, pode ser que esta não seja a sua recordação pessoal. De repente, você estaria aproveitando as férias, isolado(a) e em uma ilha paradisíaca. Ou poderia se lembrar de que passou esta noite simplesmente dormindo ou trabalhando, enquanto os outros comemoravam a chegada de 2020. De uma maneira ou de outra, um fato era certo: bem distante de nossos olhos, algumas pessoas não tinham não bons pressentimentos para o ano novo que chegava. O Dr. Li Wenliang era uma delas. Ele sabia muito bem que a chegada do ano novo poderia representar o prenúncio de uma calamidade premeditada.

Algumas horas antes da noite de *réveillon*, o médico chinês alertava aos seus colegas de profissão sobre a possibilidade de um surto viral que acometia um grupo de pacientes internados por um tipo diferente e grave de pneumonia. O Dr. Wenliang estava de plantão em um hospital de Wuhan, na província de Hubei. O quadro de saúde daqueles pacientes não respondia ao tratamento convencional e a doença apresentava traços semelhantes aos de recentes surtos causados por um tipo de coronavírus. Dois meses depois, este mesmo médico faleceu acometido pela enfermidade que ele mesmo havia alertado. Esta doença deixou de ser apenas um surto local, espalhou-se por todos os continentes, ficou conhecida como Covid-19 e deu origem à mais preocupante pandemia da História recente. Milhares de profissionais de saúde em todo o mundo – os mesmos que fizeram de tudo para salvar outros milhões de doentes – tiveram o mesmo destino.

À exemplo das Grandes Guerras, da Evolução Industrial e dos Atentados de 11 de Setembro, a pandemia pelo novo coronavírus já tem sua marca nos tempos. Seu espaço estará registrado eternamente nos futuros livros de História. Quando tudo isto passar, nos restará reescrevê-la por completo, a seu tempo. Hoje, em Meio à Pandemia, resta-nos apenas saber quando isto será possível.

"*Lições em Meio à Pandemia: Ciência e Reflexões em Tempos de Covid-19*" não é apenas um compêndio que conta de que maneira se originou a enfermidade premeditada pelo alerta do Dr. Weiliang. É uma carta aberta à profundas reflexões redigidas por gente que está vivendo no epicentro desta História. Está endereçada aos profissionais que, no exercício das suas atividades, assim como ele, se entregaram ao risco eminente de contrair uma enfermidade sabidamente transmissível e perigosa. Entretanto, os autores não se dirigirão somente aos médicos e equipe assistente que estiveram na chamada *linha de frente* de atendimento nas UTIs. A estes, nenhuma palavra ou gesto seriam grandiosos à altura de sua dedicação. Preferimos nos concentrar em trazer à tona tudo que está afligindo aos profissionais da saúde de todas as áreas e demais trabalhadores que, de uma maneira ou de outra, tiveram o rumo de sua vida afetada pela maior pandemia dos últimos 100 anos.

Em "*Lições em Meio à Pandemia*", os autores contam, com clareza ímpar, como se deu o surgimento da pandemia e revelam as reações tranquilizadoras – e também aflitivas – de diferentes autoridades e da população mundial. Entenderemos que será fundamental uma mobilização no sentido de coibir a prática perversa e insalubre compartilhada com animais silvestres, sob a condição do risco do surgimento de novas doenças de proporções ainda mais danosas que a Covid-19. Também será reiterado que a tomada de decisões futuras deverá estar debruçada em pesquisas científicas e que é preciso que se entenda que as *fakes news* são tão nocivas à nossa existência como um vírus letal. Vai ser preciso uma reorganização estrutural e os autores vão apontar os caminhos. Acima de tudo, a pandemia nos permitiu um tempo de encontro com nossa intimidade, com nossa família e com nossa fé. E essa essência será sentida nas entrelinhas desta obra. A oportunidade de ter este momento de introspecção é a lição maior. E será uma dádiva que *Ele* nos deixou para ser lembrada para sempre.

A Covid-19 é uma doença que entregou a aflição de uma *roleta russa* entre a vida e morte, aos seus acometidos. Nos dias de hoje, em meio à pandemia, ainda sabemos muito pouco sobre como parar esta aberração. Sabemos que nada confortará o pesar das grandes perdas e nem reduzirá o luto coletivo de uma Humanidade que se encontra altamente fragilizada, no atual momento. A única certeza é que, a partir do ponto em que estamos, a História desta pandemia seguirá adiante e em algum ponto deixaremos de escrevê-la. É bem provável que, no futuro próximo, esta doença esteja controlada e deixe de ser uma ameaça à vida de milhões de pessoas, a exemplo de outras enfermidades. Mas, um grande mal já foi instalado. Com ele, virão seus ensinamentos, suas perdas, suas cicatrizes, suas lições e a esperança de um mundo melhor.

O Autor

Fonte de Imagem: Melbourne's COVID-19 street art in pictures in https://www.theage.com.au/national/victoria/melbournes-covid19-street-art-in-pictures-20200420-h1nfvs.html

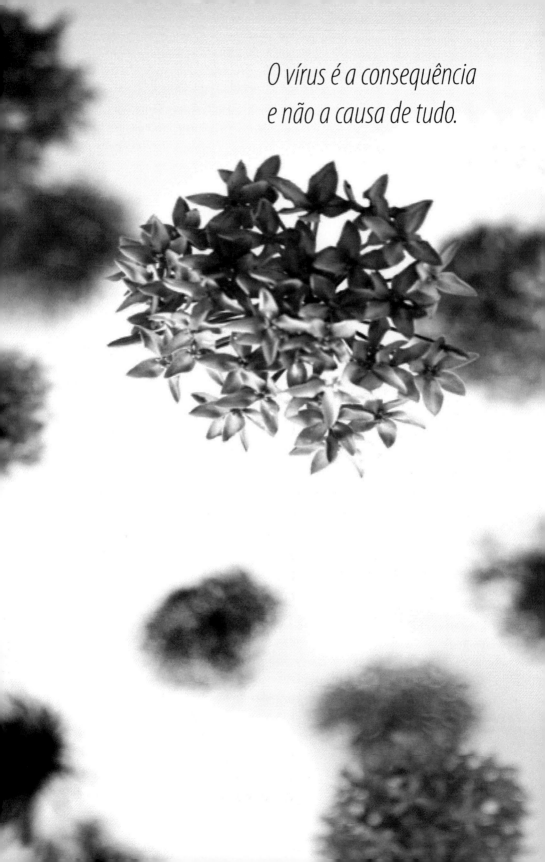
O vírus é a consequência e não a causa de tudo.

Dedicatória

É como se estivéssemos vivendo numa grande viagem e "*Lições em Meio à Pandemia*" tenha se tornado o nosso diário de bordo. Sabemos que a chegada ao porto seguro representado pela descoberta de uma vacina, embora possa estar visivelmente no nosso radar, ainda nos custará um longo caminho. Não há garantias de quando chegaremos ao nosso destino. Nem se a tormenta ainda poderá ser ainda mais severa, sob a ameaça de uma explosão nos números de doentes ou de uma segunda onda de contaminação. Existe apenas muita esperança, fé e um esforço incansável para seguir em frente. Sabemos que poderemos contar com as ações dos *profissionais da linha de frente*, caso encontremos o SARS-CoV-2 em nosso caminho. A vocês, que possam recebam uma dedicatória especial pela produção desta obra.

Gostaria de registrar uma menção especial àqueles que raramente são reconhecidos à altura de sua importância. No mesmo patamar de exposição aos riscos de contaminação dos médicos de UTI, deixo uma lembrança aos faxineiros hospitalares, lavadeiras, auxiliares de enfermagem, motoristas de ambulâncias, técnicos socorristas, de eletrônica e tantos outros que fazem o mecanismo de saúde continuar respirando. Recebam meu respeito e minha gratidão.

Dedico também esta obra aos demais profissionais de saúde que, embora não sejam os responsáveis pelo atendimento dos pacientes diretamente nas UTIs, serão fundamentais para o resgate da rotina saudável em todo o mundo, em um futuro próximo. Nesta *segunda linha de frente* estarão os cirurgiões-dentistas (a exemplo do autor), fisioterapeutas, psicólogos, fonoaudiólogos, educadores físicos, entre muitos outros. Diretamente impactados pelo arrasador impacto socioeconômico deixado pela tempestade

Covid-19, estes diversos profissionais serão obrigados a se reinventarem, num novo contexto pós pandêmico. Fica registrado o apoio incondicional dos autores a vocês, nessa nova jornada desafiadora que se seguirá daqui para frente.

Expresso também a mais profunda homenagem às milhares de pessoas que não tiveram a mesma sorte de outros que foram acometidos pela Covid-19. Cada palavra redigida aqui leva um pouco da saudade e da dor dos seus familiares e amigos. Sua passagem física pode ter esbarrado nesta enfermidade. Mas a importância de sua presença na vida das pessoas será mantida por toda eternidade, por meio da oração, da introspecção e do amor de seus entes queridos.

O Autor

Agradecimentos

Primeiramente, não posso deixar de expressar os meus mais sinceros agradecimentos aos amigos que se dedicaram à composição desta obra: co-autores, vocês, que doaram o seu tempo e os seus preciosos conhecimentos, meu muito obrigado. Incrivelmente, a partir do convite realizado em março de 2020, vocês captaram a linha mestra que norteou nossa intenção em transmitir informação fidedigna, com discernimento responsável e um profundo momento intimista sobre a situação inesperada e ímpar que estamos vivenciando. Em poucos dias, recebi de cada um, uma obra de arte revelada em linhas escritas por mentes abençoadas. Que as futuras gerações consigam viajar nestas páginas e vivenciar a energia desta fase dificílima e, ao mesmo tempo inspiradora, que estamos passando, neste exato momento de pandemia.

Não posso deixar de mencionar a valiosa ajuda da Dra. Rivian Mauriz, infectologista respeitada, que nos honrou com seu conhecimento científico para assuntos que dizem respeito à ampla atualização de dados sobre a infecção pela Covid-19. Pela sua dedicação, meu obrigado!

Agradeço também à Vânia Marques, exímia fotógrafa que conseguiu captar com precisão, em suas lentes, a essência de uma obra. Arte, beleza, simplicidade e uma delicada mensagem resumem as ilustrações que você nos presenteou.

À Editora Sarvier, na figura de Fernando Silva Xavier Júnior, fica o meu reconhecimento pela sua crença na importância deste projeto, criado quase de maneira emergencial e no único intuito de fazer chegar às demais pessoas, um livro que pudesse transmitir informação e esperança.

A pandemia nos proibiu de exercer nossas atividades por vários meses. No meio de uma perturbante situação, em que uma doença pouco conhecida se aproximava, agradeço o apoio de Deus e de minha família. À Christine, esposa e companheira, às minhas gêmeas Bárbara e Bianca e à minha primogênita, Giovana, recebam todo meu amor e eterno agradecimento. *No Meio de uma Pandemia,* vocês foram minha inspiração e a minha fortaleza emocional para seguir adiante.

O Autor

Autores

Autor:

HENRIQUE BACCI

Graduado em Odontologia pela Universidade de São Paulo, Mestre e Especialista em Ortodontia. Autor do Livro *Ortodontia Lingual: O Segredo por Trás do Sorriso*, criador de *Octopus Lingual Braces* e de trabalhos científicos na sua Especialidade. Diretor de *Bacci Invisible Orthodontics* na cidade de Ribeirão Preto (SP). Palestrante internacional.

Fale com o autor: bacci@henriquebacci.com.br

Consultora Científica:

RIVIAN C. LOPES FAIOLLA MAURIZ

Graduada em Medicina, Especialista em Infectologia da Unidade Especial de Tratamento de Doenças Infecciosas (UETDI) do Hospital das Clínicas da USP de Ribeirão Preto e do Centro de Referência em Especialidades da Prefeitura de Ribeirão Preto.

Co-Autores:

ALCION SILVA

Graduado e Doutor em Odontologia. Coordenador de Ciência e Tecnologia em projetos na Universidade Federal do Paraná e do Grupo Prática Clínica.

ANDRÉ LUCIANO PASINATO DA COSTA
Graduado em Odontologia, Especialista em Ortodontia, Mestre em Biologia Celular e Molecular. Coordenador de projetos do Grupo Prática Clínica. Professor do curso de especialização em Implantodontia do Instituto Gaúcho de Odontologia (IGPGO).

GIORGIA BACH MACALARNE
Graduada em Direito, com atuação na Área da Saúde. Especialista em Processo Civil.

JACYR LEAL
Graduado em Medicina, Especialista em Ginecologia, Obstetrícia e Ultrassonografia. Diretor Presidente da FRAT.ER Brasil, Centro de Avaliação Fetal Batel e Instituto Jacyr Leal - Programa Família do Futuro Curitiba/PR.

JURANDIR A BARBOSA
Graduado em Odontologia, Mestre e Doutor em Ortodontia. Prof. Coordenador do Mestrado para Especialistas em Ortodontia na São Leopoldo Mandic, Campinas (SP).

MOACYR ELY MENÉNDEZ CASTILLERO
Graduado em Odontologia, Doutor em Prótese Dental pela Universidade de São Paulo. Conferencista internacional nas áreas de Neurociências, Motivação, Empreendedorismo e Liderança.

NILTON STUQUI
Médium, Presidente da Casa Espírita Gabriel Martins em Neves Paulista (SP).

ROBERTO CAPRONI
Graduado em Odontologia e em Administração de Empresas com pós-graduação em Marketing e em Psicologia. Especialista em redes e franquias na área da saúde. Autor de *Marketing Aplicado à Saúde*. Palestrante internacional.

Sumário

Capítulo 1
No Meio de uma Pandemia: Histórico e Reflexões 3
Henrique Bacci

Capítulo 2
Em Busca da Origem da Covid-19 37
Henrique Bacci

Capítulo 3
Não às *Fake News*: Decisões Baseadas em Evidências em Tempos de Incerteza 55
Alcion Alves Silva

Capítulo 4
Ações Empreendedoras para Enfrentar a Pandemia 71
Giorgia Bach Macalarne

Capítulo 5
Controle da Transmissão da Covid-19: Experiência Técnica no Município de Farroupilha (Rio Grande do Sul – Brasil) 89
André Luciano Pasinato da Costa

Capítulo 6

E Agora, o que Faço?.. 103

Moacyr Ely Menéndez Castillero

Capítulo 7

Vencendo a Crise: Ideias Positivas que Ajudarão Você a Superar os Desafios deste Momento 119

Roberto Caproni

Capítulo 8

O que Realmente te Faz Feliz?... 137

Por Henrique Bacci

Capítulo 9

Aprendendo Sempre (mensagem psicografada) 141

Autora espiritual: **Vilma Truccullo Chrestani**
Médium: **Nilton Stuqui**

Capítulo 10

Momentos de Reflexão... 145

Jurandir A. Barbosa

Capítulo 11

Pandemia do Despreparo... 155

Jacyr Leal

"Coronavírus: tu és uma aberração acidental que escapou por entre as garras do dragão."

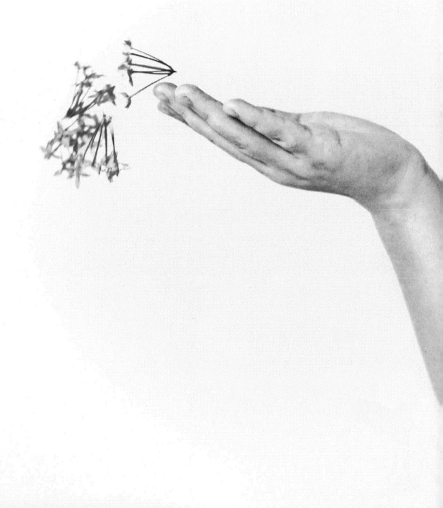

capítulo 1

No Meio de uma Pandemia: Histórico e Reflexões

Henrique Bacci

Pode ser que, no momento em que o leitor se depare com as páginas deste livro, muitas das questões que serão delineadas já tenham sido debeladas, realinhadas e façam parte de uma História distante. Considere, por favor, que no exato momento em que os autores digitam as próximas linhas, praticamente toda a população mundial esteja atravessando uma ameaçadora pandemia, a maior delas, desde a Gripe Espanhola que ocorreu há praticamente 100 anos.

Todos os dias, estamos atualizando a escalada de ascensão do número de casos notificados pela Covid-19, em grande parte do planeta: quase dez milhões de pessoas atingidas pela doença e cerca de meio milhão de mortos até o momento. E nem sabemos ao menos quando tudo isto deverá parar. Assustadores ou otimistas, os acontecimentos que agora estão por vir, serão importantes no âmbito da luta contra esta enfermidade universal. Mas, nada mudará o que originou esta pandemia e este Capítulo se propõe a contar como foi esta trajetória.

A coleta de informações

Para entender como a Covid-19 emergiu a partir de um surto local até atingir o *status* de pandemia mundial e ameaçar todo o planeta, o autor extraiu informações de artigos científicos, de reportagens de jornais (Le Monde, The Guardian, BBC News, The New York Times, Portal G1, El País, Exame Abril), de publicações na página oficial da Organização Mundial da Saúde (OMS), entre outros. Todas as fontes estarão referenciadas no final do Capítulo, para a consulta do leitor.

> *Os cientistas afirmam que a China perdeu a "janela de ouro" para a contenção da doença.*

Embora algumas minorias defendam o posicionamento do Governo chinês no início do enfrentamento do início do surto da Covid-19, as evidências traçam uma conturbada trajetória de represália, censura, distorções de dados científicos e um atraso patológico nas tomadas de decisões. Um estudo[1] desenhou uma simulação a despeito do que ocorreria com o resto do mundo, caso a China tivesse agido diferente no combate do surto em seu país. Estas ações conjuntas incluiriam proibições de viagens, restrições sociais (redução de contatos entre as pessoas, distanciamento social), identificação precoce de casos e o isolamento de doentes. Juntas, estas medidas constituem as chamadas *estratégias de intervenções não-farmacêuticas integradas*. Se o país tivesse agido em uma, duas ou três semanas antes do final de janeiro (quando decidiu isolar a província de Hubei) o potencial do surto poderia ter sido reduzido em 66%, 86% e 95%, respectivamente. Provavelmente, nem estaríamos frente a uma pandemia.

Wuhan, província de Hubei, dezembro de 2019

Já existe um consenso que estabeleceu que a infecção pelo novo coronavírus foi iniciada na cidade de 11 milhões de habitantes, em Wuhan[2], metrópole chinesa na província de Hubei. Inicialmente, o que parecia apenas um surto local de pneumonia viral, se espalhou rapidamente pelo mundo, trazendo uma ameaça que atingiu, em vários níveis, o rumo de toda uma geração. Considerando a exposição comum ao mercado de Wuhan nos pacientes infectados, um alerta epidemiológico foi divulgado pelas autoridades sanitárias locais[3], em 31 de dezembro de 2019.

Mas foi dias antes, em 10 de dezembro, que Wei Guixian, uma comerciante com 57 anos do Mercado Atacadista de Frutos do Mar de Wuhan (um dos *mercados molhados* chineses, Capítulo 2), começou a ficar doente[4]. Achando que estava resfriada, esta senhora caminhou até uma pequena clínica local para receber tratamento e depois voltou ao trabalho. Em 16 de dezembro de 2019, ainda se sentindo muito mal, a mulher dirigiu-se a um dos maiores hospitais de Wuhan e ouviu um médico dizer-lhe que ela não teria uma gripe comum – e naquela altura várias pessoas já tinham chegado ao hospital com sintomas semelhantes, vindos do mesmo mercado de mariscos. Ela não era necessariamente a *paciente zero* mais foi a primeira pessoa oficialmente diagnosticada com o novo Coronavírus.

Na verdade, de acordo com autoridades chinesas que estavam em busca do paciente zero[5], eles já teriam conseguido confirmar a doença em humanos no dia 17 de novembro, três semanas antes dos sintomas reportados por Wei. Apenas quatro dias depois do primeiro diagnóstico, ou seja, em 20 de dezembro, já havia 60 pacientes confirmados.

> *Eram os primeiros indícios de que algum novo vírus estava para ser descoberto.*

O BGI (*Beijing Genomics Institute*) recebeu uma amostra de um hospital de Wuhan em 26 de dezembro de 2019 para realizar um sequenciamento genético. Concluído em 29 de dezembro, o Instituto mostrou que a amostra continha um coronavírus não visto anteriormente e que trazia uma semelhança de 80% com o vírus responsável pelos anteriores surtos de SARS (Síndrome Respiratória Aguda Grave)[6].

No final de dezembro, Ai Fen, diretora do Departamento de Emergência do Hospital Central de Wuhan, recebeu vários doentes com sintomas de gripe e que não respondiam ao tratamento convencional. Após inúmeros testes ela concluiu que se tratava de um vírus diferente (que hoje o conhecemos como o SARS-CoV-2). A médica fotografou as análises e as enviou para colegas que trabalhavam noutros hospitais. A imagem tornou-se viral entre a comunidade médica. A entrevista que ela forneceu a uma revista local foi recolhida e suas publicações nas redes sociais foram apagadas pelo governo chinês[7]. Segundo as fontes consultadas, a médica permanece desaparecida e não se sabe seu paradeiro.

O Dr. Li Wenliang, oftalmologista, no dia 30 de dezembro de 2019 se sentiu na obrigação de alertar seus colegas. Afinal, ele teve conhecimento que um grupo de pacientes portadores de um tipo de coronavírus que estavam em quarentena no hospital em que ele trabalhava. Pelo aplicativo de comunicação mais usado na China (*WeChat*, equivalente ao *WhatsApp*, no Ocidente), ele revelou que aqueles pacientes internados tinham algum tipo de relacionamento com o Mercado de Frutos do Mar. Disse para seus colegas que protegessem a si e suas famílias, pois as últimas notícias confirmavam que estes pacientes estavam contaminados por um novo tipo de coronavírus semelhante ao do SARS. Ele foi um dos médicos que a polícia chinesa perseguiu sob acusação de "espalhar boatos" relacionados ao surto. Depois que um dos seus *posts* se tornou público, ele foi repreendido pela polícia e obrigado a assinar uma carta de "autocrítica" pela acusação de perturbar a ordem pública. Wenliang, provavelmente, foi contaminado por uma paciente que ele tratou um glaucoma, sem saber que ela estava com uma pneumonia viral. O médico, com apenas 34 anos e sem problemas de saúde anteriores aparentes, faleceu acometido pelo novo Coronavírus, no dia 07 de fevereiro de 2020[8].

> *Em momentos críticos, as autoridades chinesas agiram "colocando o sigilo e ordem à frente de enfrentar abertamente a crise crescente e arriscar alarmes públicos ou constrangimentos políticos", atesta o The New York Times.*[9]

Nesta altura, já se suspeitava que havia um novo vírus respiratório que se espalhava pelo ar, com evidências de que o *jumping viral* havia ocorrido, ou seja, que haveria a possibilidade de transmissão humano-humano. Também se tinha uma ideia da gravidade do estado de saúde das pessoas acometidas: a falta de resposta aos medicamentos antigripais usuais surpreendeu os médicos e eles haviam entendido que estavam diante de uma nova (e, provavelmente, muito grave) enfermidade.

A atitude do governo chinês na tentativa de atenuar a gravidade da doença seguiu adiante. A censura de notícias pelas redes sociais também foi noticiada. O aplicativo *WeChat*, estritamente monitorado, sofreu uma repreensão em massa[10]. Enquanto o surto continuava, o governo censurou 132 combinações de palavras em janeiro e mais 384 novas palavras-chave entre 1 e 15 de fevereiro. Isso inclui palavras-chave que se referiam aos líderes chineses (incluindo o presidente Xi Jinping), bem como fornecia informações distorcidas sobre as políticas do governo para lidar com a epidemia, em respostas ao surto em que se espalhava por Hong Kong, Taiwan e Macau. O *WeChat* é uma peça central da vida de muitas pessoas na China – é, na verdade, *WhatsApp, Facebook, Apple Pay*, todos eles juntos. Para que se tenha uma ideia da importância do *app* (e das possibilidades de rastreio), os seus usuários de podem reservar vôos, chamar táxis e até transferir dinheiro – tudo apenas no *WeChat*. Ele não é usado apenas por indivíduos: as autoridades governamentais também costumam divulgar declarações oficiais no aplicativo.

A Organização Mundial de Saúde (OMS) replicou reiteradamente as informações de tranquilidade transmitidas pelo Governo chinês durante todo o mês de dezembro, o qual tentou acobertar uma situação que estava ficando cada vez mais crítica. Somente em 31 de dezembro as autoridades chinesas fizeram um alerta à OMS de que havia uma doença se espalhando pelo país. Mas, eles preferiram, ao invés da exposição da grave verdade, a divulgação de uma garantia: "A doença é evitável e controlável", afirmaram as autoridades[11].

Outra atitude muito suspeita do governo chinês se apoia na prematuridade da descontaminação do Mercado Atacadista de Frutos do Mar de Wuhan. Esta foi realizada antes que pesquisadores tivessem tempo de coletar amostras suficientes para que eles pudessem embasar pesquisas que confirmariam os possíveis hospedeiros intermediários que originaram a doença (lembrando que chegar à origem seria essencial para conhecer exatamente a força do vírus). Até o momento, os morcegos e os pangolins são os hospedeiros mais suspeitos, embora de forma inconclusiva (veja o Capítulo 2). A eliminação de provas com a limpeza do mercado ocorreu de forma inesperada e logo no primeiro dia de 2020[12]. Em 3 de janeiro, a Comissão Nacional de Saúde da China (NHC), a principal autoridade de saúde do país, ordenou que as instituições não publicassem nenhuma informação relacionada à doença então desconhecida e ordenou aos laboratórios que transferissem quaisquer amostras que tivessem para as instituições de teste designadas pelo governo ou que as destruíssem[13].

> *O acobertamento do governo a respeito da gravidade da Covid-19 permitiu que a vida em Wuhan seguisse praticamente seu ritmo normal. Viagens, grandes reuniões e festas estariam por marcar a chegada do Ano Novo chinês.*

No dia 09 de janeiro, pouco antes das comemorações do Ano Novo Chinês (Ano Novo Lunar ou Festival de Primavera), a OMS publica uma nota decisiva com respeito ao surto do novo coronavírus. No texto está colocado que a "China possui fortes capacidades e recursos de saúde pública para responder e gerenciar surtos de doenças respiratórias. Além de tratar dos pacientes e isolar os novos casos, como eles podem ser identificados, as autoridades de saúde pública permanecem focadas no rastreamento contínuo de contatos, realizando avaliações ambientais no mercado de frutos do mar e investigações para identificar o patógeno causador do surto". E no final da nota, desaconselha a "aplicação de quaisquer restrições de viagem ou comércio na China com base nas informações atualmente disponíveis"[14]. Nos dois dias seguintes, em sua página oficial a entidade reforça as informações fornecidas pela autoridades chinesas e reiteram que "uma investigação preliminar sugere que não há transmissão significativa de homem para homem e não ocorreram infecções entre os profissionais de saúde."[15]

> *Nesta altura, estavam confirmados 757 casos, com pelo menos 18 profissionais de saúde contaminados[16].*

A despeito de casos que começaram a surgir em outros países, acometendo pessoas que nunca estiveram na China ou se aproximaram do Mercado de Wuhan, a OMS, em 14 de janeiro começa a se pronunciar de maneira um pouco mais cautelosa, admitindo a possibilidade de um surto mais amplo, mas que "é possível que haja transmissão limitada de humano para humano, potencialmente entre famílias."[17]

A aparente segurança permitiu que dois *meetings* em Wuhan acontecessem exatamente enquanto um surto de pneumonia se disseminava silenciosamente. De 6 a 17 de janeiro, Wuhan esteve no meio do que o Partido chama de *tempo de duas reuniões*. Como todos os delegados da CPPCC (*Chinese People's Political Consultative Conference*) estavam presentes no congresso, podemos imaginar que havia mais de 1000 delegados lotando o Teatro Wuhan e mais tarde 1.346 delegados, no Salão Cerimonial de Hongshan. Os eventos provinciais também incluíram cônsules dos Estados Unidos, França e Grã-Bretanha, vários observadores cidadãos, um grande número de jornalistas e autoridade médicas[18].

Outro evento (do ramo alimentar e muito popular) reuniu milhares de chineses no dia 18 de janeiro. Dias depois, foram relatados pelo menos 10 casos confirmados de infecção pelo novo coronavírus, depois que o governo local permitiu que 40.000 famílias se reunissem e dividissem sua comida caseira[19]. As casas dos enfermos se destacavam de seus vizinhos, pois receberam uma faixa externa que explicitava os dizeres: *fever building* (construção febril).

Novos casos foram confirmados em Pequim, Xangai e na província de Guangdong. A Comissão Nacional de Saúde da China disse que enviou grupos de trabalho a todas as províncias para supervisionar a prevenção de surtos, descrevendo a situação como "controlável". Ainda assim, o Ministério da Saúde da China demonstrava uma ansiedade com a perspectiva de um grande surto, já que mais de 400 milhões de habitantes começavam a viajar para todas as partes do mundo nas comemorações do Ano Novo Lunar (Fig. 1.1). No dia 20 de janeiro, pela primeira vez, o governo chinês admitia a transmissão do novo coronavírus de humano para humano[20].

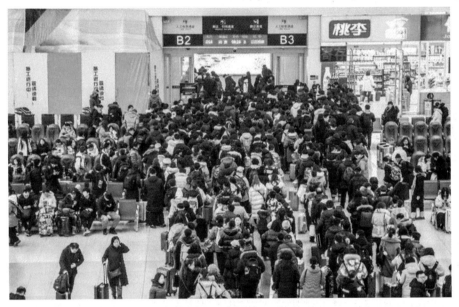

Figura 1.1 Foto de uma Estação ferroviária, na província de Liaoning, em 10 de janeiro de 2020. Cerca de 7 milhões de cidadãos[11] (muitos deles portadores assintomáticos da Covid-19) já haviam se deslocado para todas as partes do mundo, antes do Governo decretar o isolamento da cidade de Wuhan e o cancelamento das Festividades. (Fonte: Businees Insider *in* https://www.businessinsider.com/chinese-lunar-new-year-photos-largest-annual-human-migration-2020-1).

A chegada do ano novo chinês

Em 2020, o Ano-Novo chinês caía no dia 23 de janeiro, mesmo dia em que as autoridades chinesas decretaram o bloqueio da cidade de Wuhan e de outras cidades da província de Hubei, obrigando a reclusão de seus milhões habitantes em suas casas, a maior Quarentena da História da Humanidade, até então. Mas, já era tarde demais porque milhões de pessoas haviam saído de viagem para suas cidades natal no Ano Novo chinês[11]. Era o cenário perfeito para o alastramento da doença. As consequências deste erro o mundo inteiro conheceria, poucos dias mais tarde.

> Àquela altura, a maioria dos contágios foi causada por infectados assintomáticos.
> "Cerca de 85% dos viajantes infectados não foram detectados" (The New York Times[11]).

O que aconteceu depois do *lockdown* na província de Hubei

Em 27 de janeiro, quatro dias depois do bloqueio, o Prefeito de Wuhan admite ter demorado para responder a surto de coronavírus e diz que renunciaria ao cargo. Xianwang disse que a demora para a divulgação dos dados aconteceu por conta das burocracias do estado chinês e que ele não tomou qualquer ação de controle antes da resposta do governo. O prefeito disse também que a decisão de isolar completamente a cidade foi exclusivamente sua (sem a permissão formal do governo). Mesmo assim, ele completou:

> *"Nossos nomes viverão na infâmia (da História)"*[21].

No dia 30 de janeiro, a OMS atualiza em seu portal um novo parecer a respeito do surto de novo coronavírus (2019-nCoV ou Covid-19). Representantes do Ministério da Saúde da China relataram a situação atual e as medidas que estão sendo tomadas. "Atualmente, existem 7.711 casos confirmados e 12.167 suspeitos em todo o país. Dos casos confirmados, 1.370 são graves e 170 pessoas morreram. Existem 83 casos em outros 18 países. Destes, apenas sete não tinham histórico de viagens na China confirmando a possibilidade de transmissão entre humanos. Um desses casos é grave e até então não houve mortes" (muito provavelmente estes números estariam *maquiados*). E conclui: "O Comitê congratulou-se com a liderança e o compromisso político dos mais altos níveis do governo chinês, seu compromisso com a transparência e os esforços feitos para investigar e conter o atual surto. A China identificou rapidamente o vírus e compartilhou sua sequência, para que outros países pudessem diagnosticá-lo rapidamente e se proteger, o que resultou no rápido desenvolvimento de ferramentas de diagnóstico."[22]

No início de fevereiro, se intensificam os exemplos repreensivos realizados pelo governo chinês. Notícias realistas realizadas por jornalistas, que jamais chegariam aos meios de comunicação tradicionais, são relatadas por populares que usam os *smartphones* para publicar o que testemunham. É o caso de Chen Qiushi. O ativista partilhou vídeos que mostravam hospitais cheios de doentes e carros transportando cadáveres. "Eu estou com medo. Na minha frente está o vírus. Atrás de mim está o poder jurídico e administrativo da China", afirmou. Segundo fontes[23], ele estaria preso e incomunicável por divulgar informações não autorizadas pelo governo chinês.

Com o falecimento do médico Li Wenliang (Fig. 1.2), no dia 07 de fevereiro, começam a surgir manifestações de raiva e de comoção da população chinesa. Imagens de ação policial violenta contra os habitantes de

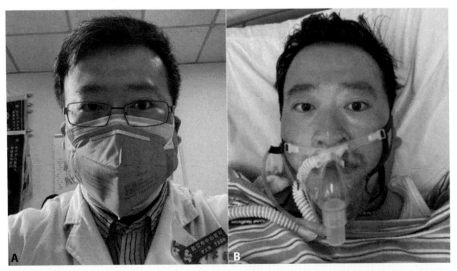

Figura 1.2A e B Imagens do Dr. Li Wenliang. Em A, no dia em que o médico alertou os colegas a respeito da presença de um novo coronavírus. Poucos dias depois, em B, quando esteve internado e acometido pela Covid-19. Sua morte causou provocou uma onda de indignação entre a população diante uma crise cada vez mais grave. (Fonte: Morte de médico que fez alerta sobre o coronavírus gera indignação na China, *in* https://olhardigital.com.br/coronavirus/noticia/medico-que--alertou-mundo-sobre-o-coronavirus-morre-na-china/96415).

Wuhan começam a aparecer nas redes sociais. Há referências que revelam que o governo respondeu prontamente com uma nota censurando todos os meios de comunicação[24].

No dia 14 de fevereiro, O Ministério da Saúde do Egito registrou o primeiro caso de novo coronavírus no continente africano[25]. Com esta declaração, já se tem o relato da chegada da Covid -19 nos cinco continentes. A OMS ainda não declara o estado de pandemia.

No dia 24 de fevereiro a China decide tomar uma decisão que mudaria um costume tradicional em todo o país: anunciou a proibição do consumo e venda de animais selvagens, responsáveis pela Covid-19 e outras doenças globais[26], como a SARS.

A Itália, até aquele momento, apresentava um dos piores quadros mundiais diante da pandemia. O prefeito de Milão, Giuseppe Sala, admitiu ter errado ao apoiar a campanha *Milão Não Para*, que pedia que a cidade não paralisasse suas atividades na chegada do coronavírus na Itália. Este arrependimento veio à tona no final de março. Giuseppe Sala compartilhou o vídeo da campanha em 27 de fevereiro, quando a Itália já havia registrado 14 mortos por Covid-19.[27] O país entrou em *lockdown* completo no dia 09 de março, dia em que a Itália registrava 9.172 casos confirmados e 463 mortes. A Itália era então o país com o maior número de casos de Covid-19, fora da Ásia.[28]

> *11 de março de 2020: depois que o vírus atingiu 114 países, 118.000 casos notificados e mais de 4.000 mortes a OMS declara a pandemia causada pela Covid-19*

Diferentes números para diferentes decisões

Em setembro de 1918, final da Primeira Guerra Mundial, as autoridades da Saúde recomendaram medidas para evitar a aglomeração de pessoas e, com isso, retardar o avanço da Gripe Espanhola. Mas as autoridades da Filadélfia decidiram ignorar o apelo para cancelar um desfile nas ruas da cidade que, na época, tinha uma população de 1,7 milhão de pessoas. Assim, uma multidão de 200 mil pessoas foi às ruas para acompanhar o que era anunciado como o maior desfile do ano. A decisão teve efeitos devastadores e fez com que a Filadélfia se tornasse uma das cidades mais gravemente afetadas pela gripe espanhola. Em seis semanas, 47 mil pessoas estavam doentes e 12 mil haviam morrido.

A partir da saída dos viajantes provenientes da China, em janeiro de 2020, a rota de expansão do novo coronavírus acompanhou a malha dos voos internacionais. Aliás, o interior de aviões é um excelente meio de propagação virótica. Em voo longos, principalmente os internacionais, os passageiros assintomáticos podem se movimentar mais dentro do avião e, se tiverem o vírus, correm o risco de espalhar gotículas quando tossem ou espirram. Considerando que aproximadamente 86% das infecções antes de 23 de janeiro (dia da restrição de viagens imposta em Hubei) não foram documentadas[29], é possível ter uma ideia da fúria com que o vírus se espalhou pelo mundo. É fácil entender também porque países de alto potencial turístico (Itália e Espanha, por exemplo) ou cidades globalizadas como New York ou São Paulo, receberam tanta gente contaminada e, por conseguinte, apresentaram números infinitamente maiores de doentes comparando-os aos lugares distantes de qualquer agitação humana.

> *Em abril de 2020, tensão em N.Y.: a metrópole americana tem o maior número de casos confirmados de Covid-19 nos Estados Unidos, e seu prefeito, Bill de Blasio, disse que o sistema de saúde está em ponto de ruptura.*[30]

A pandemia causada pelo novo Coronavírus, naquele momento, estava atacando impiedosamente os Estados Unidos. As causas destes números tão alarmantes foram identificadas na demora do governo em responder com as restrições de convívio social, nos problemas com testes que não funcionaram corretamente, no sistema de saúde exclusivamente privado (que faz com que muitas pessoas evitem ir ao médico em caso de infecção) e por fim, na falta de coordenação de ações contra a pandemia entre os estados[31].

A tensão também estimulou conflitos políticos nos EUA. Em pleno curso da pandemia, o Presidente Donald Trump, anunciou o congelamento de recursos norte-americanos à OMS. Ele considerou que a entidade apresentou "má gestão e encobrimento" na expansão do coronavírus. "O silêncio da OMS diante do desaparecimento de pesquisadores e médicos e as restrições à informação sobre a investigação das origens da Covid-19 (por parte da China) é profundamente preocupante", disse o republicano.[32] No final de maio, os Estados Unidos apresentavam quase 2 milhões de casos confirmados e cerca de 106.000 mortos pela doença[32].

A Holanda tentou adotar um *confinamento inteligente* para enfrentar a pandemia do novo coronavírus. Seu governo fez uma decisão estratégica, que levou em consideração a preponderância de sua população jovem e saudável: eles abraçaram abertamente a *teoria da imunidade de grupo ou efeito rebanho*, ou seja, adotaram a ideia de *gerenciar a disseminação* da doença para que a população ganhe imunidade. De acordo com esse conceito, aqueles que estão em risco de infecção podem ser protegidos porque estão cercados por pessoas resistentes à doença. Mas a infecção se espalhou tão rapidamente que o país, em pouco tempo, já tinha uma das maiores taxas de mortalidade do mundo[33]: 7%, enquanto sua vizinha Alemanha, que aplicou altas doses de isolamento social, teve essa taxa na casa de 0,7%.

Espanha e Coreia do Sul foram exemplos opostos de eficiência no controle epidemiológico da Covid-19. Os dois países são desenvolvidos e ambos têm uma população de cerca de 50 milhões de habitantes. A reação da Coreia foi muito rápida e decidida. Quando somava apenas meia centena de casos -segundo os dados consolidados pela OMS-, o prefeito de Daegu, a cidade do primeiro foco, falou de uma *crise sem precedentes* e pediu a todos os cidadãos que ficassem em suas casas e usassem máscaras a todo momento[34]. Mas a diferença entre a Coreia e a Espanha não reside somente nas atitudes tomadas pelo Governo. O comportamento da população frente a chegada do vírus também trouxe diferenças da evolução dos surtos da doença. A Espanha subestimou totalmente o risco da gravidade da chegada da pandemia. No dia 08 de março, enormes multidões foram às ruas de Madri. Cerca de 120.000 pessoas protestaram pelos direitos das mulheres, ignorando as recomendações de cancelamento de eventos, à exemplo da reação dos americanos à Gripe Espanhola, há cerca de cem anos. Ao ritmo de tambores e com máscaras cirúrgicas contra o *patriarcavírus*, um dos cartazes dizia: "O machismo mata mais que o Coronavírus".[35] Ainda em Madri, no primeiro dia após o fechamento dos colégios e das recomendações de trabalho remoto, os parques e terraços continuavam lotados. O apelo expresso para permanecer em casa chegou quando já havia mais de mil contágios e não recomendava que pessoas saudáveis usassem máscaras[34]. No final do mês de maio, a Coreia tinha 270 mortes e a Espanha somava impressionantes 27.200 mortos[36] pela Covid-19.

> *A experiência coreana quando teve que lidar com recentes MERS (Síndrome Respiratória do Oriente Médio, em 2012) também foi válida.*

Além da campanha para o isolamento social, a Coreia disponibilizou todo o seu sistema de saúde para diagnosticar a presença da Covid-19 nos habitantes de áreas críticas do país e fazer testes em massa na população. Desse modo, eles conseguiram detectar até os casos mais leves e logo isolar essas pessoas, para que estas não passassem a doença para os outros.[37]

Já pode-se dizer que Taiwan tenha passado quase ilesa pela pandemia. A ilha de 23,7 milhões de habitantes poderia ter se transformado em um dos maiores focos da explosão do Coronavírus pois 850.000 cidadãos de Taiwan trabalham na China. Mesmo com a chegada em massa de cidadãos que voltaram da China nas comemorações do Ano Novo Lunar, não foi isso que aconteceu. Taiwan se tornou o primeiro país do mundo a banir os voos vindos da província de Wuhan. Os maiores infectologistas da ilha embarcaram prontamente para Pequim no dia 1º de janeiro. O objetivo era entender o comportamento do vírus e seu grau de letalidade. Mesmo viajantes com histórico de saúde impecável, mas que tinham estado recentemente na China ou em outros países com graves surtos da doença, como o Irã, ficaram de quarentena e códigos de barras instalados no celular dos viajantes foram usados para reportar, na alfândega de Taiwan, o prontuário médico de doenças e internações[38]. Em fevereiro, este país tinha uma pessoa morta e em maio, apenas sete vítimas morreram pela Covid-19.[36]

As estatísticas mais pessimistas apontavam para cerca de um milhão de pessoas contagiadas em Portugal, em menos de um mês após o primeiro caso notificado. Quarenta dias depois, existiam *apenas* 16.000 casos e 470 mortes (1.390, em maio).[39] Logicamente, estes são números expressivos, porém representam umas das menores taxas de infecção de toda Europa. A taxa de letalidade portuguesa ficou em 2,9%. O que este país fez de tão diferente que os colocou como um dos exemplos a serem seguidos, no combate à pandemia? Primeiro, a união política. Não há provas de que a unidade institucional cure epidemias, mas sim de que as brigas políticas estimulam o mal-estar da sociedade. Nas ruas, a polícia não controla, *sensibiliza*; não multa, *recomenda*.[36] Em segundo lugar, a disciplina da população portuguesa foi admirável, se recolhendo em suas casas e obedecendo rigorosamente a recomendação de afastamento social, logo no dia 11 de março. As ruas ficaram vazias, o comércio fechado e pontos turísticos, sem turistas. O fator geográfico também foi decisivo, pois Portugal foi o último país a possuir pacientes positivos para a Covid-19. O país teve tempo, portanto, para se preparar mais que seus vizinhos do Leste europeu,[40] severamente atingidos pela pandemia (Fig. 1.3A e B).

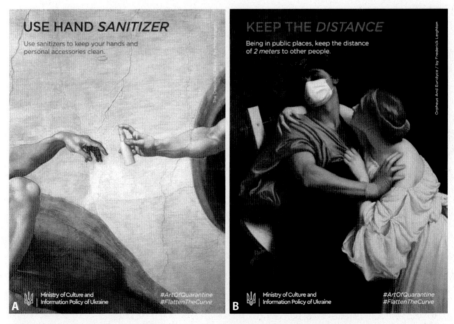

Figura 1.3A e B Manifesto idealizado pelo Ministério da Cultura Ucraniano chamado de *Art of Quarentine* (Arte da Quarentena). Imagens com motivos da cultura europeia mostram um apelo para colaboração da população. Utilização de antisséptico nas mãos (num detalhe, em A, da pintura Renascentista de *A Criação de Adão*, de Michelangelo). Em B, uma representação do Quadro de Orfeu e Eurídice, de Frederic Leighton, (1864). Durante a pandemia todos deveriam se manter a pelo menos dois metros distantes entre si, qualquer que fosse a tentação. (Fonte: *Bèance, Art Of Quarentine Gallery, in* www.behance.net/gallery/94979575/Art-of-Quarantine).

música, composta por Assis Valente, expressou a atmosfera apocalíptica do contexto pandêmico da Gripe Espanhola.

Estava tudo pronto para a chegada do Carnaval no Brasil, em fevereiro de 2020. Os aeroportos abertos e trazendo turistas (e divisas) de todas as partes do mundo. Não estava nos planos das autoridades brasileiras, o cancelamento da grande festa frente ao alastramento de uma doença que até então não pareceria ameaçadora para países de clima tropicais. Até que se discutiu esta possibilidade. Era óbvio que as grandes aglomerações de pessoas num espaço restrito, junto com alimentação inadequada, desidratação e falta de sono, criariam as condições ideais para o alastramento de doenças.[41] Mesmo não sendo descartada a possibilidade de que, futuramente, se descobrisse que a doença já estaria no país antes do primeiro caso oficial[42], ninguém teve coragem de levantar a voz e o Carnaval seguiu seu curso normal.

À semelhança do que aconteceu na China, na Itália, na Espanha e nos Estados Unidos (que permitiram, ao seu modo, as aglomerações de pessoas) o Brasil subestimou a importância das medidas de afastamento social, logo na chegada das primeiras confirmações da Covid-19.

> *A exemplo da letra da música cantada por Carmen Miranda, disseram que "o mundo não ia acabar".*

A OMS também teve sua participação no aparente clima de tranquilidade no Brasil: seu Diretor-geral, Tedros Ghebreyesus disse aos jornalistas, naqueles mesmos dias de Carnaval, que *"no momento, não estamos testemunhando a disseminação global não contida desse vírus e não estamos testemunhando doenças graves ou mortes em larga escala"*, acrescentando que *"o que está ocorrendo são epidemias de Coronavírus em diferentes partes do mundo, o que estão afetando os países de maneira diferente."*[43] Detalhe mórbido: naquele momento, havia cerca de 77.000 casos confirmados e o mundo contava mais de 2.600 mortes.[36]

Também é no feriado de Carnaval que milhares de brasileiros gostam de viajar ao exterior. Mesmo com as advertências internacionais a respeito de um surto que se disseminava primeiro na Ásia e depois castigava severamente a Europa, muitos turistas brasileiros preferiram correr o risco de se contaminarem à cancelarem suas viagens. Aliás, foi exatamente isso que aconteceu: o primeiro paciente positivo da América Latina para a Covid-19 foi um brasileiro de 61 anos que havia viajado para a Itália.[44]

Quarta-feira de cinzas

Como dissemos anteriormente, o Brasil celebrou o Carnaval de 2020 normalmente pois não havia indícios (doentes notificados, entenda-se) de que a Covid-19 estaria circulando no país. Enquanto isto, no exterior, o coronavírus fazia novas vítimas, espalhava doenças, apreensão e contaminava o humor dos investidores. No dia 26 de fevereiro (quarta-feira de cinzas) o número de pessoas infectadas em todo mundo subiu[36] para quase 81.000, com casos registrados em 33 países.

Prevendo um colapso mundial que se consolidava a cada notícia, as bolsas de valores em todo planeta despencaram naquele mesmo dia, causando um verdadeiro *tsunami* nas finanças mundiais.[45] E as projeções para uma recessão global se materializavam a cada dia, pois o risco de que as pessoas parassem de viajar, consumir e investir, apontavam para a chegada de uma Crise mundial sem precedentes.

Uma viagem e a confirmação de uma pandemia

Subestimando quaisquer perspectivas que pudessem indicar o alastramento epidêmico do Covid-19, a comitiva do Presidente Jair Bolsonaro, assim como ministros, secretários de governo, parlamentares e empresários viajaram aos Estados Unidos entre os dias 7 a 10 de março (lembrando que a OMS declarou a pandemia no dia 11 de março). Em um jantar oficial, da lista que tinha 22 nomes de autoridades que integravam a lista oficial da comitiva presidencial, 16 receberam diagnóstico de coronavírus, inclusive um deles se encontrou pessoalmente com o Presidente dos EUA. Outras 7 pessoas que se encontraram com Bolsonaro nos EUA foram diagnosticadas com o coronavírus. Da lista oficial de convidados da comitiva, apenas 3 afirmaram que não haviam se contaminado a doença, entre eles o próprio Presidente do Brasil.[46]

"Quando você está no início de uma pandemia, à exemplo da comitiva que brasileira que se dirigiu aos Estados Unidos, é difícil tomar decisões como o adiamento de compromissos profissionais. Não tínhamos a menor experiência e as informações que dimensionavam a gravidade da doença eram muitas e, ao mesmo tempo, desencontradas.

Este autor saiu de viagem (Fig. 1.4) em um voo que partiu de Guarulhos no dia 11 de março para ministrar um Curso na cidade de Quito, Equador, exatamente no dia em que a OMS anunciou o status de pandemia mundial de Covid-19.

Meses de planejamento, notícias tranquilizadoras e aeroportos funcionando normalmente, encorajaram a nossa decisão de ir adiante. Lá chegando, o clima era normal no aeroporto, mesmo com a obrigatoriedade de preenchimento de um questionário de saúde e a presença de autoridades de saúde 'super-paramentadas', medindo sua temperatura corporal. No dia seguinte, as manchetes mostravam prateleiras vazias dos supermercados, com a população temerosa de que haveria alguma crise de abastecimento. Quatro dias depois, em meio a litros de álcool em gel para desinfecção de mãos, o curso foi realizado normalmente e a poucas horas do fechamento do Aeroporto Internacional de Quito, retornei ao Brasil. No aeroporto de Guarulhos, somente o uso de máscaras por alguns passageiros (incluindo este autor) acusava alguma anormalidade. Bem à moda brasileira, nenhuma pergunta ou verificação do estado de saúde dos passageiros foi executada. Entre nossos alunos, felizmente, ninguém ficou infectado"

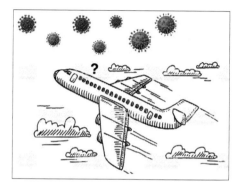

Figura 1.4 Imagem postada pelo autor nas redes sociais no dia 11/03/2020, quando partiu para compromisso profissional em Quito, Equador. Exatamente neste mesmo dia, a OMS decretou o estado de pandemia pelo Covid-19.

Após um mês da primeira notificação da entrada da Covid-19 no Brasil, já eram quase 3.000 casos notificados. Os mortos eram 77. "O Ministério da Saúde também avaliou o que pode acontecer daqui para a frente. Os próximos 30 dias serão piores, de acordo com os técnicos. Estamos no início da epidemia no país."[44] Em dois meses, o quadro se consolidou como sendo pior do que o previsto: o Brasil era o novo epicentro mundial de Covid-19, com a média de 1.000 pessoas mortas por dia pela doença. Já tínhamos 500.000 casos confirmados e 30.000 mortos e, infelizmente, não se poderia contar com nenhuma tendência de queda nos próximos dias.[36]

> *Nota: estes números correspondem ao final de maio de 2020 e em países subnotificados como o Brasil, estima-se que o número de pessoas contaminadas poderia ser de até 15 vezes acima do divulgado.[47]*

A cidade de São Paulo, globalizada e considerada o coração financeiro do Brasil apresentava um dos piores cenários do país. As perspectivas de um estudo indicaram que a capital e a região metropolitana de São Paulo poderiam ficar sem leitos hospitalares, caso não fossem radicalizadas as medidas de prevenção ao coronavírus, como o isolamento social.[48] Além da Capital paulista, várias capitais sofriam com o risco de assistirem ao colapso do Sistema de Saúde: Fortaleza, Natal, Rio de Janeiro e Manaus. Nestas cidades foram notificados os tristes quadros de lotação nos leitos da Unidade de Terapia Intensiva, caminhões frigoríficos sendo usados para armazenar corpos e falta de aparelhos para garantir a respiração mecânica. Até esta data, ainda nem estávamos atravessando o pico pandêmico.

Os lados mais perversos da pandemia e suas lições

As autoridades chinesas deixaram escapar a mais valiosa oportunidade de impedir com que a Covid-19 chegasse a mais de 200 países. Ao invés de arriscar constrangimentos políticos, o país preferiu acobertar a gravidade do que era apenas um surto local e deixou que o novo Coronavírus encontrasse um curso de proliferação. O resultado, todos já sabemos. Mas as perdas exatas por este erro estão longe de serem conhecidas, pois não é possível ainda mensurar as sequelas diretas (pessoas doentes e mortas) e as indiretas, representadas pelos problemas econômicos e suas mazelas como desemprego, miséria, depressão, fome e provável aumento da violência. Os danos serão irreparáveis e reiterados para sempre na História.

Alguns poucos países se anteciparam aos acontecimentos. Estes se armaram contra a pandemia, o que salvou vidas e evitou um colapso maior da economia embora, neste momento, o mundo ainda esteja em estado total de alerta, mesmo em lugares classificados como eficientes no controle da doença. Todos que souberam adaptar precocemente as estratégias de intervenções não-farmacêuticas integradas (proibições de viagens, restrições sociais, identificação precoce de casos e o isolamento de doentes) conseguiram, também precocemente, *achatar a inevitável curva pandêmica*. Claro que o envolvimento da população sempre foi um ponto crucial para o sucesso destas medidas.

Os exemplos mais eficientes na guerra contra a Covid-19 foram a Coreia do Sul e Taiwan. Em comum, ambos reuniam experiência com outros surtos recentes (SARS, MERS). Alemanha e Islândia também agiram rapidamente. As autoridades desses países se anteciparam às notícias da OMS (a Islândia, por exemplo, iniciou os testes um mês antes de confirmar seu primeiro caso de Coronavírus)[50]. Seus cientistas estudaram o vírus, as autoridades pregaram o afastamento social no tempo certo, sem criar pânico na sociedade e se focaram principalmente em *identificar o início da transmissão do novo coronavírus. Agindo assim, fazendo muitos testes para identificação e isolando pacientes, eles puderam mapear o roteiro feito pela doença*, a fim de frear a propagação.

> Mas poucos lugares tem a invejável estrutura, organização e disciplina daqueles países.

O mundo não tem capacidade de realizar tantos exames para identificar os doentes (muito deles assintomáticos) e isolá-los antes que estes entrem em contato com pessoas saudáveis. Não existe nem material, nem dinheiro para disponibilizar esse serviço de saúde em larga escala. Aliás, é preciso realizar mais de um teste no mesmo indivíduo, pois falso-negativos representam até 30% das amostras. Um simples cálculo dá a dimensão do problema: se levarmos em consideração as projeções de que, num cenário sem uma vacina, até 70% da população mundial vai se infectar com Coronavírus[51], isso significa que quase 5 bilhões de pessoas terão a Covid-19 (a maioria com sintomas leves ou até imperceptíveis). Se a taxa de letalidade for de 1%, estaríamos considerando que quase 5 milhões de pessoas seriam mortas, um número semelhante ao da gripe espanhola de 1918.

Também não é nada fácil, em sociedades abertas, democráticas e em países populosos, a qualquer ameaça, fechar precocemente os aeroportos, colocar em quarentena indivíduos suspeitos, cancelar grandes eventos e rastrear as pessoas. Por outro lado, vai ser preciso amadurecer a sociedade porque, terminado este pesadelo, ficará a pergunta: poderemos garantir que esta será a última vez que haverá um surto mundial de uma doença? Bem provável que não. Então, se não é possível evitá-las, vai ser preciso saber lidar com elas.

Aqueles que foram ineficientes para impedir precocemente a entrada da doença dependeram de muito mais tempo do afastamento social para contê-la. Nunca é demais lembrar que a separação das pessoas não evita com que elas fiquem doentes e sim *evita que todas elas (ou grande parte) fiquem doentes de uma só vez*. Uma *curva pandêmica achatada* dá tempo para que os serviços de saúde se preparem (em equipamentos e qualificação profissional). Em outras palavras, *achatar a curva pandêmica* significa espalhar o contágio desses milhões de casos por um período relativamente longo, para que o sistema de saúde não entre em colapso. Afinal, ninguém quer ver os jornais noticiarem que os médicos vão decidir tratar somente aqueles com maior chance de sobreviver, diante da sobrecarga dos leitos de UTI. Infelizmente, o cenário de *escolha de Sofia* (quando alguém é forçado a optar entre duas alternativas igualmente insuportáveis) se materializou na Itália e ameaça vários países, como os Estados Unidos, a Espanha e o Brasil, neste momento.

Em matéria de confinamento populacional, a China foi um dos primeiros exemplos de sucesso porque quando se percebeu a gravidade da doença (tardiamente, diga-se), o governo acionou o alerta vermelho e fechou praticamente o país todo, proibindo as pessoas de saírem de casa. Mas, isso é muito complicado em economias democráticas, nas quais as pessoas têm mais liberdade de ir e vir e não, necessariamente, respeitam as vontades do governo. Talvez em países mais disciplinados (como Portugal) tenha sido possível manter a calma e pedir para a população manter o isolamento social por um determinado tempo, monitorar a curva pandêmica e permitir o retorno à vida normal aos poucos, com mudanças comportamentais, como o uso de máscaras e higiene constante das mãos. Mas isto só seria possível sem brigas políticas, que estimulariam o mal-estar, gerariam confusão e o pânico da sociedade.

O lado de baixo do Equador

Os países Asiáticos, Europeus e a América do Norte foram aqueles que mais sofreram pelo contágio pelo novo Coronavírus (veja a figura 1.4). O vírus fez das pessoas de maior idade, as suas vítimas mais impetuosas. Por isto, se tornou uma arma tão letal quando atingiu os países europeus como os idosos que descansavam a sua aposentadoria nas cidadelas do Norte da Itália. Mas nem por isto a Covid-19 perdoou os mais jovens: embora a todo momento ficou reiterada a necessidade de proteção do mais idosos e dos portadores de comorbidades (cardiopatias, diabetes), para a surpresa de todos, não foram poucos os jovens que foram parar nos leitos das UTIs. Aliás, surpresa é o que não falta quando o assunto é Covid-19. Existem suspeitas de que o coronavírus provoque distúrbios no processo de coagulação e seja capaz de causar AVC (Acidente Vascular Cerebral),[52] mais uma complicação associada à esta doença, somando-se à síndrome respiratória aguda, seguida de infecção secundária, com lesão inflamatória pulmonar e de alta gravidade.

O vírus parece ter se ambientado bem ao clima frio e se aproveitou da proximidade das pessoas durante o rigoroso inverno do Hemisfério Norte para se multiplicar. No início, para os países do Hemisfério Sul, a chegada da Covid-19 parecia pouco provável. Em pleno verão, pensava-se, o ritmo de contágio seria desprezível e o vírus não suportaria o sol escaldante. Além disto, os países tropicais, tipicamente menos desenvolvidos e desorganizados, já tinham doenças suficientes para se preocupar: somente nos primeiros dias de janeiro de 2020 (quando se iniciava a disseminação da Covid-19, a partir da China) no Brasil foram notificados mais de 30.000 casos de dengue, outra grave infecção virótica.[53]

> *Enganou-se quem achava que parecia impossível haver lugar para mais uma grave doença, nos países do Hemisfério Sul.*

Na América Latina, a tomada de decisões importantes em meio a uma situação de gravidade como a de uma pandemia e que exija ação imediata e coordenada a vários segmentos da população, é sempre muito difícil. Parece que alguns países, como o Brasil, entram em conflitos internos, justamente nos momentos em que mais se encontram fragilizados. O pior é que, nesta hora, muitas ratazanas da política, da imprensa e das lideranças da sociedade, deixam os esgotos para virem à tona com punhos cerrados e uma bandeira improvável de salvação às costas. Assim, os governantes demoraram demais para alinhar suas ações de enfrentamento à pandemia.

Além da falta de consenso político, o tamanho territorial (com seus contrastes regionais), a inexperiência das autoridades e da população em lidar com mobilizações em massa provocaram um dos maiores desacordos sociais do mundo com respeito aos princípios do isolamento. Esta desordem somente poderia resultar em más notícias: infelizmente, cumpriu-se o prognóstico de que o Brasil poderia se tornar um dos epicentros da pandemia. Mas os problemas não se limitaram somente às esferas ideológicas.

O Brasil é um país que herdou investimentos gigantescos em estrutura para entretenimento (como estádios de futebol para a Copa de 2014 e ginásios para os Jogos Olímpicos de 2016, por exemplo), deixando serviços essenciais para segundo ou terceiro planos. Já conhecemos há décadas o descaso com a Saúde neste país. Embora possamos contar virtualmente com um dos mais democráticos Sistemas Universais de Saúde (SUS) do mundo, a atenção final aos pacientes tem falhas consideráveis e desumanas. Nem precisaríamos que uma pandemia descortinasse a realidade: mais de 150.000 mortes por ano são causadas pelo atendimento de má qualidade no Brasil[54]. Obviamente que é lamentável o quadro de vítimas fatais pelo novo coronavírus no país (mais de 30.000 pessoas, em números atuais e em forte ascensão[36]). Mas, não deveríamos nos preocupar com as perdas de vidas, desde décadas antes da pandemia?

> *É preciso lembrar que há anos estamos perdendo vidas para doenças nem tão graves quanto à Covid-19.*

Nem os melhores médicos e enfermeiros podem fazer muito pela saúde em condições precárias de atendimento e diante de uma alta demanda. A falta de Equipamento de Proteção Individual (E.P.I.) aos profissionais da linha de frente no combate ao Covid-19 exemplifica parte dos problemas, embora esta seja uma triste realidade em grande parte dos países, neste momento de pandemia. Mas, no Rio de Janeiro, um Estado massacrado pela corrupção sistêmica, a situação beira à calamidade. Neste momento de desespero, médicos e enfermeiros improvisam sacos de lixo no lugar de jalecos protetores descartáveis, nos hospitais.[55] Ironicamente e só para que se tenha uma ideia, um gasto aos cofres públicos do equivalente a 13 milhões de dólares por ano em "auxílio-paletó" é destinado aos parlamentares[56] (Fig. 1.5A e B). Este é apenas um exemplo de uma distorção instituída pela Constituição de 1946 (esquecida na Reforma Constitucional de 1988) e que nunca foi retificada.

> *Talvez após a pandemia da Covid-19, os governantes saibam reconhecer, a duras penas, o valor dos Pesquisadores e Profissionais da Área de Saúde.*

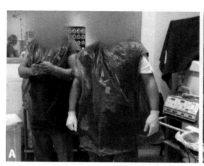 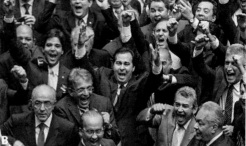

Figura 1.5A e B Intensivistas no Estado do Rio de Janeiro improvisam aventais protetores com sacos de lixo (A), diante da falta de recursos para a compra de EPIs, um revoltante contraste com a bonança de dinheiro que alimenta a vestimenta de políticos (B) e que encontra amplo amparo constitucional. (Fonte: Observatório do Terceiro in https://observatorio3setor.org.br/noticias/brasil-gasta-r-63-milhoes-por-ano-com-auxilio-paleto-2/).

Não estamos em tempos de decisões cegas e de *achismos* não fundamentados. Todas as ações devem ser tomadas com base em estratégia, em cima de planos claros, construídos através da união entre especialistas em saúde, economistas, governos municipais, estaduais e federal, além de toda a sociedade. É preciso coordenar planos de ação com estudo e inteligência. Existe a convicção da importância e necessidade de manutenção das medidas de distanciamento social, acompanhamento rigoroso da evolução do número de casos e os respectivos desfechos (veja o exemplo da cidade de Farroupilha, Capítulo 5).

A tarefa de encontrar um equilíbrio entre a amplitude do distanciamento social e o momento certo de iniciar uma liberação progressiva e segura dessas medidas constitui um dos maiores desafios que cidades, estados e países estão enfrentando nesse momento. Mas, as autoridades de Saúde têm que encontrar sistematicamente um plano de liberação progressiva e cuidadosa desse distanciamento. Não é um caminho fácil e não existem fórmulas prontas. E ainda todos manifestam preocupações quanto à perspectiva plausível de uma segunda onda epidêmica. Mas, como vimos, os países asiáticos que viveram endemias anteriores e recentes com as SARS, com baixas proporcionalmente importantes, hoje dão exemplo de sobrevivência perante a Covid-19.

> *Onde existe ciência, boa vontade, fé e um pouco de sorte, sempre haverá esperança.*

Quando tudo isto passar -juntamente com uma infinidade de outros países- o Brasil estará enfrentando ainda um outro duro pesadelo: aquele que ameaça a integridade das economias. O preço do *lockdown* da sociedade, com fechamento de toda atividade econômica por muito tempo custará empregos, falências, perda da capacidade de investimentos, maior dependência do governo e atrasos educacionais. Isto sem falar em nos riscos relacionados ao adiamento de procedimentos de saúde eletivos, como tratamento de morbidades relacionadas às inúmeras doenças (cardíacas, diabetes, cânceres, etc.).

> *Para um cenário de Guerra, só nos falta o cheiro de pólvora.*

É preciso deixar registrado, pois um dia vamos desejar esquecer esse cenário. Hoje, assistimos à contagem de mortos atualizada diariamente (é difícil não a conhecer, a imprensa insiste em noticiá-la o tempo todo). O comércio e os serviços (academias, bares, restaurantes, salões, etc.) estão todos proibidos de funcionar. Não poderemos viajar livremente e por tempo indefinido. As praias, hotéis, cinemas, *shoppings centers*, estão todos fechados. Atividades escolares e de faculdades estão proibidas. As pessoas são constantemente aconselhadas a ficar em casa e só saírem para as necessidades básicas, como comprar comida e medicamentos. A formação de grupos, festas, reuniões, atividades esportivas (incluindo as Olímpiadas do Japão de 2020) e Congressos, foram todos cancelados. A polícia está autorizada a agir, caso veja aglomerações de pessoas. Aliás, o medo do contágio nos separou de nossos parentes, amigos e pessoas de nosso círculo social. Em muitas cidades existe um toque obrigatório de recolher e em outras, são aplicadas pesadas multas para cidadãos que estejam andando nas ruas, sem uma expressa autorização do governo. A população está estressada. As autoridades de todo mundo estão constantemente pressionadas, nitidamente cansadas e abatidas.

As boas notícias

Foi durante a 1ª Guerra Mundial que Alexander Fleming começou a experimentar substâncias antibacterianas para tratar feridos nas guerras, até que, em 1921, descobriu uma enzima antibiótica que atacava vários

> *tipos de bactérias. Mas foi somente com a eclosão da Segunda Guerra Mundial, em 1939, que dois cientistas, Howard Florey e Ernst Chain, retomaram as pesquisas e conseguiram produzir penicilina com fins terapêuticos e em escala industrial. Estava inaugurada uma nova era para a medicina – a era dos antibióticos. Por suas pesquisas, Fleming, Florey e Chain receberam, em 1945, o Prêmio Nobel de Medicina.*

O Ser Humano sempre foi colocado a se reinventar durante os desafios impostos pelas calamidades. Exemplo da História recente é o atentado da Torres Gêmeas nos Estados Unidos. Novos mecanismos foram criados, outros tantos aperfeiçoados, na tentativa de prevenir – ou, na pior das hipóteses, minimizar – os riscos e efeitos colaterais causados por um novo atentado das proporções do 11 de setembro.[57]

A Penicilina, considerada a descoberta mais importante do século XX, certamente surgiria alguns anos depois das Grandes Guerras, de qualquer maneira. Mas, os pensadores da época não deixariam seus soldados morrerem sem que eles tentassem salvá-los das infecções. E ainda foram necessárias duas Grandes Guerras para que o antibiótico chegasse, com segurança, nas mãos dos profissionais de saúde. Imagine quantos milhões de vidas foram salvas, até a atualidade. E foi justamente o furor das Guerras que impulsionou a ânsia da busca pela cura.

> As sociedades e os indivíduos estão sendo testados ao seu limite. Certamente, muitos vão ficar feridos, mas vão sobreviver. Estes serão preparados para superar todas as dificuldades e voltarem muito melhores do que antes da pandemia.

A chegada da Covid-19 impulsionou a busca frenética por uma vacina (neste momento mais de 90 vacinas estão sendo desenvolvidas por cientistas, laboratório e Universidades em todo o mundo). Apenas onze dias após a identificação do novo coronavírus, os cientistas de três laboratórios nos Estados Unidos e um na Austrália já buscavam a vacina capaz de deter o avanço do surto. A agilidade no sequenciamento genético do novo vírus e os avanços tecnológicos na produção de imunizantes indicaram um cenário otimista. Entretanto, mesmo sendo considerados os avanços da ciência, as projeções mencionam a chegada de um produto eficaz em cerca de um ano. Ainda assim, o Reino Unido não vai esperar: a Universidade de Oxford iniciou em abril, apenas um mês e meio da declaração da pandemia pela OMS, os primeiros testes com humanos. Estes parágrafos trazem esperança sobre esta sonhada vacina em um prazo relativamente curto, mas certamente não teremos tempo para reportá-la, aqui nestas páginas.

Nunca, na História da Humanidade, uma doença foi pesquisada com tal intensidade e em tão pouco tempo. Na falta da vacina, os pesquisadores estão conectados, no mundo inteiro, na busca de medicamentos eficazes contra a doença. Para que se tenha uma ideia de como a comunidade científica está estudando a Covid-19, de 01 de janeiro de 2020 até a em data que a OMS decretou a pandemia (11/03/20), o *PubMed* (plataforma de busca de trabalhos científicos) oferecia 1.218 trabalhos com a palavra-chave "Covid-19". Apenas dois meses depois, no final de maio, já eram praticamente 20.000 pesquisas que tratavam desta enfermidade. A mobilização é planetária, os recursos são estratosféricos e a união de interesses engloba todos os países do mundo.

Os avanços no campo da Medicina serão somente parte dos legados deixados pela maior pandemia dos últimos 100 anos. Os países terão que preparar seus sistemas de saúde para possíveis ameaças futuras. A Covid-19 foi uma amostra dos riscos a que estamos expostos. Várias outras lições igualmente importantes estarão sendo assimiladas. A mais notória é aquela que escancarou que uma passagem trágica pode ser totalmente democrática. Faz muito tempo que a Humanidade não tinha um choque de nivelamento tão drástico. Justamente para romper qualquer preconceito de crédulo, etnia, posição social ou nacionalidade, mostrando a igualdade de todos.

> *Fomos todos colocados em pé de igualdade como no fundo, é o que realmente somos.*

Muitas populações que ouviram seus governantes sensatos, aprenderam que com a Natureza não se brinca e aceitaram o curso natural da pandemia. Eles observaram, na segurança de suas casas, a passagem do tremendo poder de destruição da pandemia, como se estivessem frente a uma rigorosa tempestade tropical. Simples assim. Dessa maneira, tiveram muito menos baixas. O vírus foi impiedoso com a arrogância de autoridades que a menosprezaram. A cada dia a mais de fábricas funcionando, de comércio aberto e de gente nas ruas, mais destrutiva foi a resposta do vírus. Por mais incrível que possa parecer, os países do Hemisfério Norte, notadamente mais industrializados, desenvolvidos e urbanizados foram aqueles que mais padeceram de Covid-19 (Fig. 1.6).

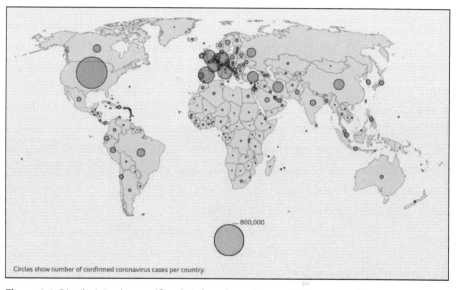

Figura 1.6 Distribuição demográfica de infectados pelo novo Coronovírus, em todo o mundo. O Hemisfério Norte, mais industrializado, aparece nitidamente mais comprometido pela doença que o Sul, que abriga países predominantemente em desenvolvimento ou mais pobres (Fonte: Johns Hopkins University, 23 de abril de 2020 *in* https://www.bbc.com/news/world-51235105).

> *A Covid-19 foi um mero atestado de confirmação de uma enfermidade que já adoecia nosso Planeta. Do ponto de vista econômico, as proibições de viagens e o fechamento das fábricas foi um pesadelo. Mas para o meio ambiente foi uma benção.*

Antes da pandemia, pensávamos praticamente o tempo todo em maneiras de nos prepararmos para o futuro. Vivíamos para as próximas festas, para as próximas viagens, para as próximas compras materiais.

> *Pois o futuro chegou e simplesmente estamos proibidos de irmos a festas, viajar e nos sucumbiu financeiramente.*
> *O que estamos passando talvez tenha uma explicação: algo precisava frear a Humanidade.*
> *Deu-nos algum tempo a sós, para olharmos ao nosso redor e podermos agradecer a Deus, pelo nosso maior presente, a nossa própria existência.*

Se a queda da atividade econômica do mundo em *lockdown* é uma imensa preocupação, um importante dado científico talvez possa servir de consolo: um estudo atual[58] elaborado por renomados economistas sobre o impacto do distanciamento social na pandemia da Gripe Espanhola de 1918 concluiu, de maneira indiscutível, que as cidades e regiões que adotaram medidas restritivas mais precocemente e por tempo mais prolongado tiveram menos perdas e menor desorganização no sistema de saúde, quando comparado a outros lugares que demoraram para agir ou que interromperam precocemente as medidas restritivas.

Afirmar que a parada de atividade de praticamente todos os setores no combate à pandemia é o melhor caminho e pode fortalecer a retomada da economia de um país, parece totalmente contraditório. Mas é preciso admitir que existe o momento de se preservar vidas. A recuperação tanto do emprego, da produção industrial e da retomada da economia naquelas localidades que agiram de maneira mais coordenada é uma questão de tempo e de muito trabalho. Sempre fará todo sentido: deve-se cuidar do bem maior – das vidas – em primeira instância. Somente pessoas física e psicologicamente saudáveis, ao seu momento, estarão preparadas para enfrentarem todas adversidades pospandêmicas de cabeça erguida.

Referências bibliográficas

1. Shengjie Lai, Nick W Ruktanonchai, Liangcai Zhou, et al. Effect of non-pharmaceutical interventions for containing the COVID-19 outbreak in China. medRxiv. 2020 [Online]. Available: https://www.medrxiv.org/content/10.1101/2020.03.03.20029843v3
2. Huang C, Wang Y, Li X, et al. Clinical features of patients infected with 2019 novel coronavirus in Wuhan, China. Lancet. 2020 Jan;395: 497-506
3. WHO.World Health Organization. Novel Coronavirus – China. [Acesso 19 jan 2020]. Disponível em: http://www.who. int/csr/don/12-january-2020-novel-coronavirus-china/en/

4. Page J, Fan W, Khan N. How It All Started: China's Early Coronavirus Missteps. The Wall Street Journal. [Acesso 19 jan 2020]. Disponível em https://www.wsj.com/articles/how-it-all-started-chinas-early-coronavirus-missteps-11583508932?mod=flipboard
5. Ma J. Coronavirus: China's first confirmed Covid-19 case traced back to November 17. South Chin Morning Post. [Acesso 19 jan 2020]. Disponível em https://www.scmp.com/news/china/society/article/3074991/coronavirus-chinas-first-confirmed-covid-19-case-traced-back
6. Yu G, Yanfeng P, Rui Y, et al. How early signs of the coronavirus were spotted, spread and throttled in China. The Straits Times. [Acesso 22 jan 2020]. Disponível em https://www.straitstimes.com/asia/east-asia/how-early-signs-of-the-coronavirus-were-spotted-spread-and-throttled-in-china
7. Sobral M. Covid-19: médica que denunciou surto em Wuhan está desaparecida.TVI 24. [Acesso 22 jan 2020]. Disponível em https://tvi24.iol.pt/internacional/ai-fen/covid-19-medica-que-denunciou-surto-em-wuhan-esta-desaparecida
8. Liy M. China confirma a morte do médico que alertou sobre o coronavírus após horas de confusão. El País [Acesso 22 jan 2020]. Disponível em https://brasil.elpais.com/sociedade/2020-02-06/china-confirma-a-morte-do-medico-que-alertou-sobre-o-coronavirus-apos-horas-de-confusao.html)
9. Buckley C, Myers S. As New Coronavirus Spread, China's Old Habits Delayed Fight. New York Times. [Acesso 22 jan 2020]. Disponível em https://www.nytimes.com/2020/02/01/world/asia/china-coronavirus.html
10. BBS News. Coronavirus: Chinese app WeChat censored virus content since 1 Jan. [Acesso 25 abril 2020]. Disponível em https://www.bbc.com/news/world-asia-china-51732042
11. Wu J, Weiyi Cai, Watkins D, Glanz J. How the Virus Got Out. New York Times. [Acesso 03 mar 2020]. Disponível em https://www.nytimes.com/interactive/2020/03/22/world/coronavirus-spread.html
12. Shulun H, Huizhao H, Yanfeng P, Yuan L, Ziyi T. Destroyed Market Samples Make It Impossible to Trace Origin of Deadly Virus, Expert Says. Caixin. [Acesso 21 jan 2020]. Disponível em https://www.caixinglobal.com/2020-02-08/destroyed-market-samples-make-it-impossible-to-trace-origin-of-deadly-virus-expert-says-101513162.html
13. Yu G, Yanfeng P, Rui Y, el al. How early signs of the coronavirus were spotted, spread and throttled in China. The Straits Times. [Acesso 22 jan 2020]. Disponível em https://www.straitstimes.com/asia/east-asia/how-early-signs-of-the-coronavirus-were-spotted-spread-and-throttled-in-china
14. WHO. Statement regarding cluster of pneumonia cases in Wuhan, China. [Acesso 30 jan 2020]. Disponível emhttps://www.who.int/china/news/detail/09-01-2020-who-statement-regarding-cluster-of-pneumonia-cases-in-wuhan-china
15. WHO. WHO advice for international travel and trade in relation to the outbreak of pneumonia caused by a new coronavirus in China. [Acesso 30 jan 2020]. Disponível em https://www.who.int/news-room/articles-detail/who-advice-for-international-travel-and-trade-in-relation-to-the-outbreak-of-pneumonia-caused-by-a-new-coronavirus-in-china
16. Liu Z, Xue XB, Zhi Za. The Epidemiological Characteristics of an Outbreak of 2019 Novel Coronavirus Diseases (COVID-19) – China, 2020. China CDC Weekly. 2020, 2(8): 113-122. Disponível em http://weekly.chinacdc.cn/en/article/id/e53946e2-c6c4-41e9-9a9b-fea8db1a8f51
17. WHO. WHO says new China coronavirus could spread, warns hospitals worldwide. [Acesso 25 abril 2020]. Disponível em https://www.reuters.com/article/us-china-health-pneumonia-who/who-says-new-china-coronavirus-could-spread-warns-hospitals-worldwide-idUSKBN1ZD16J
18. Gang Q. Questions for Hubei's Delegates. China Media Project. [Acesso 25 abril 2020]. Disponível em https://chinamediaproject.org/2020/02/10/questions-for-hubeis-delegates/
19. Coronavirus: Wuhan community identifies 'fever buildings' after 40,000 families gather for potluck. The Straits Times [Acesso 25 abril 2020]. Disponível em https://www.straitstimes.com/asia/east-asia/coronavirus-wuhan-neighbourhood-sees-infections-after-40000-families-gather-for
20. Kuo L. China confirms human-to-human transmission of coronavirus. The Guardian [Acesso 22 abril 2020]. Disponível em https://www.theguardian.com/world/2020/jan/20/coronavirus-spreads-to-beijing-as-china-confirms-new-cases.
21. Buckley C, Myers SL. Chinese Officials Race to Contain Anger Over Virus. New York Times. [Acesso 25 abril 2020]. Disponível em https://www.nytimes.com/2020/01/27/world/asia/china-coronavirus-social-media.html
22. WHO. Statement on the second meeting of the International Health Regulations (2005) Emergency Committee regarding the outbreak of novel coronavirus (2019-nCoV). [Acesso 25 abril 2020]. Disponível em https://www.who.int/news-room/detail/30-01-2020-statement-on-the-second-meeting-of-the-international-health-regulations-(2005)-emergency-committee-regarding-the-outbreak-of-novel-coronavirus-(2019-ncov)

23. Leplâtre S. Coronavirus: la mystérieuse disparition de Chen Qiushi, blogueur qui enquêtait sur l'épidémie. Le Monde. [Acesso 25 abril 2020]. Disponível em https://www.lemonde.fr/planete/article/2020/02/12/la-mise-au-secret-pour-un-blogueur-qui-cherchait-la-verite-a-wuhan_6029294_3244.html
24. Wade S. Minitrue: control temperature in death of Coronavirus Whistleblower. Chine Digital Times. [Acesso 25 abril 2020]. Disponível em https://chinadigitaltimes.net/2020/02/minitrue-control-temperature-on-death-of-coronavirus-whistleblower/
25. Revista Exame. Egito confirma primeiro caso de novo coronavírus na África. [Acesso 25 abril 2020]. Disponível em https://exame.abril.com.br/mundo/egito-confirma-primeiro-caso-de-novo-coronavirus-na-africa/
26. UOL. China proíbe consumo e venda de animais selvagens após Coronavírus. [Acesso 25 abril 2020]. Disponível em https://noticias.uol.com.br/saude/ultimas-noticias/redacao/2020/02/25/china-proibe-comercio-e-consumo-de-animais-selvagens-apos-coronavirus.htm
27. G1. Prefeito de Milão admite erro por ter apoiado campanha para cidade não parar no início da pandemia de coronavírus na Itália [Acesso 25 abril 2020]. Disponível em https://g1.globo.com/bemestar/coronavirus/noticia/2020/03/27/prefeito-de-milao-admite-erro-por-ter-apoiado-campanha-para-cidade-nao-parar-no-inicio-da-pandemia-de-coronavirus-na-italia.ghtml
28. G1. Itália restringe circulação por todo o país devido ao novo coronavirus. [Acesso 25 abril 2020]. Disponível em https://g1.globo.com/bemestar/coronavirus/noticia/2020/03/27/prefeito-de-milao-admite-erro-por-ter-apoiado-campanha-para-cidade-nao-parar-no-inicio-da-pandemia-de-coronavirus-na-italia.ghtml
29. Li R, Pei S, Chen B et al. Substantial undocumented infection facilitates the rapid dissemination of novel coronavirus (SARS-CoV2). Science. 2020 Mar.
30. Isto É. Prefeito de Nova York diz que cidade ficará sem respiradores em questão de dias. [Acesso 25 abril 2020]. Disponível em https://istoe.com.br/prefeito-de-nova-york-diz-que-cidade-ficara-sem-respiradores-em-questao-de-dias/
31. BBS News. Coronavírus: 4 fatores que explicam o enorme impacto da Covid-19 nos EUA, país com maior número de infectados e mortos pela doença. [Acesso 25 abril 2020]. Disponível em https://g1.globo.com/bemestar/coronavirus/noticia/2020/04/14/coronavirus-4-fatores-que-explicam-o-enorme-impacto-da-covid-19-nos-eua-pais-com-maior-numero-de-infectados-e-mortos-pela-doenca.ghtml
32. Mars A. Nova York, uma história de duas pandemias. El País. [Acesso 25 abril 2020]. Disponível em https://brasil.elpais.com/sociedade/2020-04-06/nova-york-uma-historia-de-duas-pandemias.html
33. Holligan A. Coronavírus: 'isolamento seletivo' da Holanda pode ser estratégia de alto risco. [Acesso 25 abril 2020]. Disponível em https://www.bbc.com/portuguese/internacional-52217285
34. Linde P. Espanha e Coreia do Sul, exemplos opostos de controle epidemiológico do coronavirus. El País. [Acesso 25 abril 2020]. Disponível em https://brasil.elpais.com/sociedade/2020-03-16/coreia-e-espanha-exemplos-opostos-de-controle-epidemiologico-do-coronavirus.html)
35. O Estado de Minas Internacional. Mulheres ao redor do mundo pedem igualdade apesar de medo do coronavirus. [Acesso 25 abril 2020]. Disponível em https://www.em.com.br/app/noticia/internacional/2020/03/08/interna_internacional,1127131/mulheres-ao-redor-do-mundo-pedem-igualdade-apesar-de-medo-do-coronavir.shtml
36. Google Notícias. [Acesso 25 abril 2020]. Disponível em https://news.google.com/covid19/map?hl=pt-BR&gl=BR&ceid=BR:pt-419
37. G1. Coronavírus: o que está por trás do sucesso da Coreia do Sul para salvar vidas em meio à pandemia. [Acesso 25 abril 2020]. Disponível em https://g1.globo.com/bemestar/coronavirus/noticia/2020/03/16/coronavirus-o-que-esta-por-tras-do-sucesso-da-coreia-do-sul-para-salvar-vidas-em-meio-a-pandemia.ghtml
38. Aranha C. A poucos quilômetros da China, Taiwan passou quase ilesa pelo coronavirus. Exame. [Acesso 25 abril 2020]. Disponível em https://exame.abril.com.br/mundo/tawain-pequena-ilha-da-asia-e-referencia-no-combate-ao-coronavirus/
39. Barrio JM. Como Portugal mantém o coronavírus mais controlado que países europeus mais ricos. El País Internacional. [Acesso 25 abril 2020]. Disponível em https://brasil.elpais.com/internacional/2020-04-12/como-portugal-mantem-o-coronavirus-mais-controlado-que-paises-europeus-mais-ricos.html
40. Fantástico (Globoplay). Portugal é considerado bom exemplo de controle ao avanço do coronavirus. [Acesso 25 abril 2020]. Disponível em https://globoplay.globo.com/v/8476652/
41. BBC News. Coronavírus deve cancelar o Carnaval e outros eventos que atraem multidões? [Acesso 25 abril 2020]. Disponível em https://noticias.r7.com/brasil/coronavirus-deve-cancelar-o-carnaval-e-outros-eventos-que-atraem-multidoes-05022020

42. Madeiro C. UOL. Covid-19 no Carnaval? Por enquanto, ciência não tem qualquer indício disso. [Acesso 25 abril 2020]. Disponível em https://noticias.uol.com.br/saude/ultimas-noticias/redacao/2020/04/20/coronavirus-no-carnaval-brasileiro-ciencia-nao-tem-qualquer-indicio-disso.htm
43. Yi M. COVID-19 not yet a pandemic, says UN health agency chief. UN News. [Acesso 25 abril 2020]. Disponível em https://news.un.org/en/story/2020/02/1057991
44. G1. Primeiro caso de coronavírus no Brasil completa um mês. [Acesso 25 abril 2020]. Disponível em https://g1.globo.com/jornal-nacional/noticia/2020/03/26/primeiro-caso-de-coronavirus-no-brasil-completa-um-mes.ghtml
45. Valor Investe. Brasil volta do carnaval com coronavírus confirmado e crise em Brasília. [Acesso 25 abril 2020]. Disponível em https://valorinveste.globo.com/mercados/renda-variavel/bolsas-e-indices/noticia/2020/02/26/brasil-volta-do-carnaval-com-coronavirus-confirmado-e-crise-em-brasilia.ghtml
46. O Estadão. A Comitiva Presidencial Infecctada pelo Coronavírus. [Acesso 25 abril 2020]. Disponível em https://www.estadao.com.br/infograficos/politica,a-comitiva-presidencial-infectada-pelo-coronavirus,1084402
47. Marins C, Mello I, Oliveira M. Casos de covid-19 podem ser de 12 a 15 vezes o dado oficial, dizem estudos. [Acesso 25 abril 2020]. Disponível em https://noticias.uol.com.br/saude/ultimas-noticias/redacao/2020/04/14/pesquisas-subnotificacao-casos-confirmados-brasil.htm
48. Reis V. G1. Coronavírus: Pesquisadores estimam colapso na saúde de SP até 19 de abril se isolamento não for intensificado. [Acesso 25 abril 2020]. Disponível em https://g1.globo.com/sp/sao-paulo/noticia/2020/04/07/coronavirus-pesquisadores-estimam-colapso-na-saude-de-sp-ate-19-de-abril-se-isolamento-nao-for-intensificado.ghtml
49. G1. Coronavírus pressiona o sistema de saúde das 4 capitais com maior nº de mortos por Covid-19: São Paulo, Rio, Manaus e Fortaleza. [Acesso 25 abril 2020]. Disponível em https://g1.globo.com/bemestar/coronavirus/noticia/2020/04/18/coronavirus-pressiona-o-sistema-de-saude-das-4-capitais-com-maior-no-de-mortos-por-covid-19-sao-paulo-rio-manaus-e-fortaleza.ghtml
50. Exame. Estudo mostra acerto da Islândia em massificar testes precoces de covid-19. [Acesso 25 abril 2020]. Disponível em https://exame.abril.com.br/ciencia/estudo-mostra-acerto-da-islandia-em-massificar-testes-precoces-de-covid-19/
51. Exame. Harvard: 70% da população pode pegar Covid-19, mas sem desenvolver doença. [Acesso 25 abril 2020]. Disponível em https://exame.abril.com.br/mundo/harvard-70-da-populacao-pode-pegar-covid-19-mas-sem-desenvolver-doenca/
52. Estadão Conteúdo. Coronavírus: Médicos já temem AVC e mudam os protocolos. [Acesso 30 abril 2020]. Disponível em https://istoe.com.br/coronavirus-medicos-ja-temem-avc-e-mudam-os-protocolos/
53. Portal PEBMED. Brasil tem mais de 30 mil casos de dengue nas primeiras semanas de 2020. [Acesso 30 abril 2020]. Disponível em https://pebmed.com.br/brasil-tem-mais-de-30-mil-casos-de-dengue-nas-primeiras-semanas-de-2020/
54. G1. Atendimento precário mata mais do que a falta de acesso a médicos, diz estudo. [Acesso 25 abril 2020]. Disponível em https://g1.globo.com/ciencia-e-saude/noticia/2018/09/06/atendimento-precario-mata-mais-do-que-a-falta-de-acesso-a-medicos-diz-estudo.ghtml
55. RJ 1. Médicos usam saco plástico no lugar de equipamento de proteção no Hospital Salgado Filho, Zona Norte do Rio. [Acesso 25 abril 2020]. Disponível em https://g1.globo.com/rj/rio-de-janeiro/noticia/2020/03/20/medicos-usam-saco-plastico-no-lugar-de-equipamento-de-protecao-no-hospital-salgado-filho-zona-norte-do-rio.ghtml
56. Portal Raízes. Auxílio-Paletó Pago Aos Parlamentares Daria Para Sustentar 17 Mil Famílias Brasileiras. [Acesso 25 abril 2020]. Disponível em https://www.portalraizes.com/auxilio-paleto-pago-aos-parlamentares-daria-para-sustentar-17-mil-familias-brasileiras/
57. Woloszyn AL. Gaúcha ZH Mundo. 11 de Setembro: o que mudou e que lições aprendemos após 18 anos. [Acesso 25 abril 2020]. Disponível em https://gauchazh.clicrbs.com.br/mundo/noticia/2019/09/11-de-setembro-o-que-mudou-e-que-licoes-aprendemos-apos-18-anos-ck0f9t5t800xi01tgaj2udmh8.html
58. Correia S, Luck S, Verner E. Pandemics Depress the Economy, Public Health Interventions Do Not: Evidence from the 1918 Flu (March 30, 2020). Available at SSRN: https://ssrn.com/abstract=3561560 or http://dx.doi.org/10.2139/ssrn.3561560

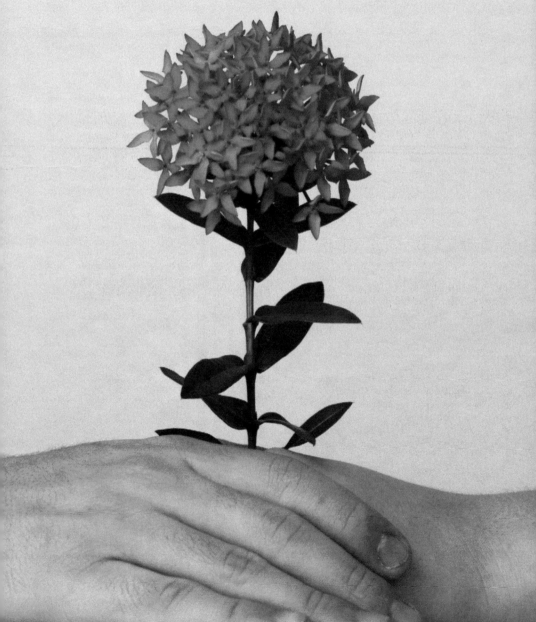

"Não é de teu direito derramar sobre a Humanidade, toda a ira de tua origem."

capítulo 2

Em Busca da Origem da Covid-19

Henrique Bacci

Quando, no futuro, os historiadores forem contar a tragédia da pandemia da Covid-19 caberá a eles encontrar uma versão mais detalhada sobre o início desta doença. Escrevo estas linhas no mês de maio de 2020. Tudo é muito recente. A ciência ainda não teve tempo para desvendar todas as questões que cercam o verdadeiro potencial desta ameaça à saúde. Enquanto lidamos com hipóteses, no mundo todo, as pessoas estão sujeitas a contraírem uma doença que ocasiona debilitação abrupta, possui alta potencialidade de transmissão e responde muito mal aos antivirais comuns. No campo da Medicina, poucas patologias atingiram o *status* de pandemia como a Covid-19. Ela está se mostrando como uma das mais desafiadoras enfermidades da atualidade e por isto, a comprovação da sua origem é de extrema importância para o futuro da Humanidade. Encontrar suas raízes vai ajudar a traçar um mapa para encontrar medicamentos e vacinas eficazes que possam tratá-la e, futuramente, preveni-la.

A Covid-19 é uma doença causada por um novo tipo de coronavírus, um microorganismo comumente encontrado em animais e que, por meio de mutações sucessivas, encontrou caminhos para infectar os humanos. Infecções zoonóticas como a Covid-19 são possíveis a partir do cruzamento entre animais até infectar populações humanas, algo que ocorre por meio de mutações sucessivas e transmissões subsequentes, os chamados *jumpings* virais.

Para que se tenha uma ideia de como é complexa a determinação da origem exata de uma doença, depois de mais de 20 anos dos primeiros casos de AIDS (Síndrome da Imunodeficiência Adquirida), os cientistas ainda tentavam entender de onde surgiu o HIV (Vírus da Imunodeficiência Humana). Descobriu-se que as mutações estão relacionadas com o hábito de chimpanzés de se alimentarem de dois tipos de símios africanos (mangabeis de topete vermelho, que têm o vírus SIVrcm e os guenons de bigode que, por sua vez, têm o vírus SIVgsn). Os chipanzés entraram em contato com o sangue desses animais e receberam os dois vírus diferentes, no seu organismo. Aparentemente a combinação desses dois vírus no corpo dos chimpanzés deu origem ao o vírus SIVcpz que é o precursor do HIV, uma combinação mutacional, rara e bem caprichosa na arte de debilitar o sistema imune de seu hospedeiro. Até hoje, não se sabe exatamente quando nem como o SIVcpz "pulou" para o homem. Acredita-se que tenha ocorrido por volta de 1940 e por meio de alguma ferida em contato com sangue contaminado quando um ser humano (um provável paciente zero) preparava a carne de chimpanzé para a alimentação[1].

> *Muitos vírus têm origem através de mutações genéticas que ocorreram entre outros animais que, em contato com humanos, causam doenças como a AIDS e a Covid-19.*

O primeiro caso de Covid-19 teve origem em novembro de 2019, de acordo com autoridades chinesas que estavam em busca do paciente zero[3]. Em dezembro de 2019, já havia uma série de casos de pneumonia de causa desconhecida surgiu em Wuhan[4,5], localizada na província de Hubei, na China Central.

Mesmo que alguns supõem que o novo coronavírus seja uma *construção de laboratório ou um vírus propositalmente manipulado*, suas características genéticas indicam que ele é mesmo fruto de uma seleção natural, ocorrida em um animal ou uma pessoa[6]. A teoria mais divulgada sobre a origem da Covid-19 é aquela que aponta inicialmente para os morcegos contaminados. Estes transmitiriam os vírus aos pangolins (um mamífero escamoso que se parece com um tamanduá e que está em vias de extinção), frequentemente contrabandeado e ao mesmo tempo uma apreciada comida asiática (Fig. 2.1).

Os cientistas já sabem que a similaridade entre o genoma do vírus humano e aquele que infecta pangolins é de 91,2%.[7] Outro estudo encontrou algo entre 85,5% e 92,4%.[8] Os morcegos também não saíram da lista: suas coronas alcançam até 96% de semelhança com os nossos[9] embora os

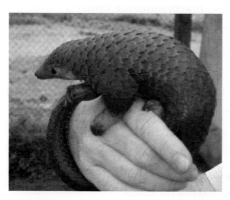

Figura 2.1 As principais pesquisas indicam a participação de morcegos e pangolins na origem da Covid-19. (Fonte: Wikimedia Commons in *https://commons.wikimedia.org/wiki/File:Tree_Pangolin.JPG*)

achados indiquem que elas precisem do auxílio de um intermediário para fazer os vírus chegarem a nós[7]. É possível que o vírus transmitido para os humanos tenha sido um produto resultante da combinação entre um vírus encontrado no morcego e um segundo vírus, próximo ao do pangolim. Talvez ainda seja descoberto um terceiro hospedeiro que, a exemplo do vírus HIV, tenha entrado em contato e combinado estes dois vírus e seja o verdadeiro responsável pelo *jumping* aos seres humanos. De toda maneira, algo é praticamente certo: os candidatos a precursores da doença serão uma ou mais espécies de animais e todas elas estariam presentes juntas nos "mercados molhados" chineses.

> Em que circunstâncias seria possível que um coronavírus encontrado em pangolins e morcegos, chegaria a infectar os seres humanos?

Os hábitos alimentares

O comportamento alimentar de vários países é objeto de estudos e desperta grande curiosidade. Para quem pensa que a comilança de bichos incomuns seja algo tão distante, na América Latina existem exemplos de consumo de animais que são muito mais populares nos *petshops* do que nos *menus* da maioria das pessoas. Quase toda criança já deve ter brincado uma vez na vida com um porquinho-da-índia (hamster, *cuy*). Certamente, este simpático roedor nunca estaria nos pratos brasileiros, mas ele é parte apreciada do cardápio de hotéis cinco estrelas em Lima, no Perú. Lá, os bichinhos também são assados em espetos e comidos inteiros, algo que certamente causaria comoção de adultos ou crianças em muitos outros países do mundo.

Hábitos alimentares estão intimamente associados a crenças individuais ou coletivas. Se o leitor não é vegetariano provavelmente aprecia um churrasco de carne de vaca, correto? Pois este costume é mais que inconcebível por praticamente 80% da população hindu, que soma ao redor de um bilhão de pessoas no mundo. A explicação é religiosa: os Vedas, uma coletânea de textos de cerca de 1500 a.C., explicam a fertilidade bovina e a associa a várias divindades. Por isto, estes animais podem circular sem ser incomodados, nas ruas das principais cidades da Índia.

Aproximadamente dois bilhões de pessoas em 130 países já comem insetos regularmente, e a FAO (*Food and Agriculture Organization*) das Nações Unidas, vem promovendo e estimulando a ampliação do seu uso como forma de prover proteínas, vitaminas e aminoácidos de alta qualidade para reforço das dietas humanas[10].

> Este autor seguiu as recomendações da FAO e degustou iguarias em restaurantes da cidade de Guadalajara, Jalisco, México. Estas não lhe pareceram nem um pouco indigestas. Pelo contrário, eram bem apetitosas! (Figs. 2.2 e 2.3)

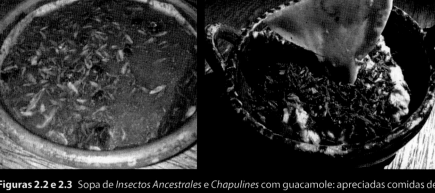

Figuras 2.2 e 2.3 Sopa de *Insectos Ancestrales* e *Chapulines* com guacamole: apreciadas comidas de origem prehispanicas mexicanas (fotos do autor).

O perigo das zoonoses reside numa combinação de práticas que vão desde o modo de preparo (por exemplo, a partir de mãos desprotegidas e com ferimentos), na conservação, no consumo sem cozimento e nas condições sanitárias precárias. O risco está no ato da aquisição e no preparo do alimento e não na natureza da comida, por si só.

Pule este parágrafo se você se comove ao ver um cãozinho abandonado na rua pois existem costumes que realmente podem sensibilizá-lo(a) profundamente. O Festival de Yulin, uma pequena cidade da China é um destes costumes. Embora movimentações mundialmente representadas inclusive naquele país) peçam o fim da matança de cachorros para serem comidos em uma grande festa, existe uma minoria de habitantes que insiste nesta prática. Grande parte dos cães que são servidos neste festival são obtidos ilegalmente, pois costumam ser animais que vivem nas ruas, não vacinados ou que foram roubados de seus donos. Uma matéria revela que "um simples passeio pelo mercado Dashichang basta para conhecer a magnitude da matança. Cães e gatos (estes em menor quantidade) se amontoam em jaulas nas bancas ou já sacrificados nos açougues e são assados e exibidos." Os jornalistas revelam que "os defensores do festival afirmam que o hábito de comer cachorros (10 milhões desses animais são consumidos por ano na China, segundo as organizações defensoras dos animais) é uma tradição na região de Guangxi e que não é diferente de se alimentar de outras espécies criadas para esse fim."[11]

Deixemos um pouco de lado os conceitos emotivos que nos afastam de nos alimentarmos de animais que nos servem de companhia. Para entender a verdadeira origem da Covid-19 é preciso estar ciente que alimentos limpos e cozidos dificilmente transmitiriam qualquer tipo de vírus aos seres humanos, embora todas possibilidades de contágio estejam sendo consideradas, mesmo as menos prováveis. Higiene é conceito obrigatório e que evita possíveis e inúmeras doenças. Comidas extravagantes jamais deveriam ser confundidas com comidas contaminadas. Agora, verdade seja dita: com respeito aos problemas de higiene no preparo dos alimentos, não é preciso atravessar os hemisférios para se conseguir assistir às práticas sinistras com a comida alheia, não é verdade?

> *Não é apenas o fato isolado de se alimentar de animais exóticos que pode causar problemas graves à saúde dos seres humanos.*

Mesmo que algumas pessoas possam torcer o nariz para o consumo de determinados alimentos é preciso tomar cuidado para não rotular a chegada do novo coronavírus exclusivamente, à um provável costume de receitas à base de morcegos ou pangolins. A teoria mais aceita e provável como mostrado mais adiante, é aquela que prega que a cultura da venda de animais sacrificados na hora, nos chamados *mercados molhados*, tenha uma relação direta com o *jumping* dos coronavírus aos humanos.

De maneira sucinta, o maior problema destes mercados é o armazenamento dos animais vivos e o abate em locais inapropriados. Estes tipos de mercados, espalhados por milhares de cidades além de Wuhan, o epicentro da Covid-19, denota um costume herdado no meio de uma situação de desespero causada pela da falta de alimentos da China que remonta à História de repressão deste país e que vale a pena conhecer.

De onde vem a cultura de alimentação de animais selvagens na China?

Para um país com um bilhão e meio de habitantes, descrito como socialista, com fortes restrições em muitas áreas, principalmente em relação à internet, imprensa, liberdade de reuniões, direitos reprodutivos e liberdade de religião, a carência de proteína animal é mais um dos problemas com laços históricos na China. Hoje em dia, os porcos são a principal fonte de proteína animal na dieta da maioria dos chineses. Mas, nem por isto a população pode se dizer tranquila com o abastecimento de alimento no país. Para que se tenha uma ideia, a peste africana – doença hemorrágica altamente contagiosa provocada por um vírus que só atinge porcos – chegou à China em 2018 e se espalhou rapidamente. O país asiático perdeu, em 2019, praticamente um terço de sua produção de carne suína[12] e passou a depender de carne importada de outros países (entre eles, o Brasil) para abastecer a alta demanda reprimida.

Apesar de relativamente pouco discutida e praticamente ausente dos livros de História, a grande fome chinesa foi uma das maiores catástrofes que o mundo já conheceu, seguramente o capítulo mais sombrio da História da República Popular da China. No final dos anos 70, o severo regime comunista chinês controlava completamente a produção e distribuição de alimentos. Diante da crescente busca por comida, a situação da fome na China foi se agravando a ponto que mais de 36 milhões de pessoas morreram de inanição. Em meio a um cenário de miséria e fome, Xiaoping rompeu com o *status quo* e implementou uma série de reformas econômicas centradas na agricultura, num ambiente liberal para o setor privado, na modernização da indústria e na abertura da China para o comércio exterior[13]. Neste novo cenário, as grandes empresas se anteciparam e se aprimoraram na criação de espécies para a venda de alimentos de consumo populares, como porcos ou frangos.

> *O Governo da China legalizou a domesticação e a criação de animais silvestres para a alimentação.*

Fato contínuo, alguns pequenos agricultores, em precárias condições financeiras e como forma de sustento próprio, passaram a capturar e a consumir animais silvestres. No início, eles se restringiram à criação e consumo de carnes de tartaruga e de cobra. Com o passar do tempo, frente à crescente demanda e no temor de nova carência alimentar, o governo chinês entendeu que esta seria uma forma complementar de sustento da população, aparentemente inofensiva e incentivou esta atividade. Em novembro de 1988 foi criada a *Lei de Proteção da Vida Animal*[14] que instituiu que os animais selvagens passariam a ser *Recursos Naturais da Propriedade do Estado*. Nela, o Estado deveria "incentivar a domesticação e criação de animais selvagens."

Ao mesmo tempo, uma crença brotava no meio da sociedade: atraídos por propriedades terapêuticas (não comprovadas) que prometiam vitalidade sexual, emagrecimento, estética e saúde, estes produtos se tornaram populares em uma nova classe rica e poderosa emergente na China. Foi justamente atendendo a esta minoria influente que o o governo chinês pretendeu favorecer com as leis de comercialização de animais selvagens. Surgia assim uma indústria, com grandes empreendimentos e com uma diversidade de espécies cada vez maior, incluindo animais raros e em extinção, como pangolins e tigres. Em determinado momento, estes animais passaram a ser comercializados nos mercados vivos para venda e alimentação da população.

> *Uma indústria de animais silvestres para alimentação passou a ter uma representação importante no ramo de alimentos na China, entre eles, o mercado de Wuhan.*

Os mercados de animais selvagens

Os mercados de rua que vendem todos os tipos de animais para alimentação expõem um lado instigante do comportamento humano. Tome como exemplo o Mercado Langowan, uma feira tradicional de Minahasa, localizada na Indonésia. De acordo com reportagens do site de notícias ambientais Mongabay[15], neste local é possível comprar várias espécies de animais para consumo e em condições precárias de confinamento. Lá, você pode encontrar cães, gatos, ratos, morcegos, lagartos e pítons (uma das maiores cobras do mundo) que se tornam um suprimento de carne, pronta para ser cozida (Figs. 2.4 e 2.5). E acredita-se que alguns desses animais não sejam simplesmente cardápios especiais. Os seus apoiadores divulgam que o consumo destas iguarias tenha propriedades que possam curar coceira, alergias, aumentar a resistência e a vitalidade.

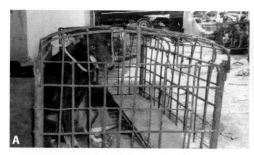 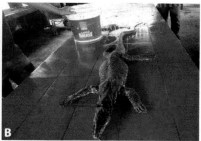

Figuras 2.4 e 2.5 Imagens publicadas pelo Mongabay do tradicional Mercado Langowan. Animais (cão, em A e lagarto, em B) prontos para serem cortados e vendidos para alimentação. (Fonte: Mongabay in https://www.mongabay.co.id/2014/03/27/foto-satwa-satwa-yang-siap-jadi-santapan/)

Alguns vídeos que foram compartilhados pela Internet que mostram animais sendo decapitados em balcões e a céu aberto e que trazem legendas do Mercado de Frutos do Mar de Wuhan são comprovadamente *fakes news*. Entretanto, a existência destes mercados são uma prática real. Até existiam pacotes turísticos que convidavam para experiência de fazer uma caminhada gastronômica em mercados molhados para um café da manhã, na megalópole Shangai.[16]

Não é de hoje que se tem conhecimento a respeito do problema sanitário dos mercados molhados chineses. Estes lugares já foram identificados desde 2003, por causarem surtos de outras doenças infecciosas na China e no sudeste da Ásia, incluindo o vírus responsável pela Síndrome Respiratória Aguda Grave (SARS), que matou quase 800 pessoas em todo o mundo. Naquela ocasião, a doença foi rastreada a partir de um coronavírus que saltou de morcegos para civetas (criaturas parecidas com gatos e consideradas uma iguaria no sul da China) e então para humanos envolvidos em comércio de animais silvestres. Em 2015, um outro vírus, da síndrome respiratória do Oriente Médio (MERS) foi transmitido por camelos na Arábia Saudita[17].

As evidências que apontam o Mercado de Wuhan como foco da origem da Covid-19 são muito fortes. Na natureza, é relativamente raro que exista uma cadeia de transmissão que atravesse três espécies simultaneamente e que ainda, um dos hospedeiros seja o ser humano. Ou pelo menos era para ser assim. Isto porque todos os hospedeiros teriam que estar num mesmo local e ao mesmo tempo. O mercado de Wuhan era um desses lugares.

> *Nestes tipos de mercados, os animais ficam vivos e empilhados em gaiolas, umas sobre as outras.*

Na verdade, os mercados fazem parte da cultura local da Ásia, pois as pessoas acreditam que a carne e os produtos vendidos lá são mais frescos e baratos do que nos modernos pontos de venda.[18]

Os "mercados molhados" tem este nome por causa da água jogada o dia inteiro no chão para limpar sangue e excrementos de animais. Aqueles que ficam mais próximos ao solo absorvem todo este líquido orgânico, até que sejam abatidos ali mesmo e vendidos para consumo. Uma matéria do *60 Minutes Australia* intitulada *World of Pain* (Mundo de Dor) realizada um mês após o inicio da pandemia, revela que tipo de maus tratos de animais podem ser encontradas neste ambiente (QR Code 1). Nesta reportagem, um professor da Faculdade de Medicina da Universidade de Hong Kong, Gabriel Leung, que liderou a luta contra o vírus da SARS, já dizia que até 60% da população do mundo poderá ser infectada pela Covid-19 e que até 45 milhões de pessoas poderiam vir a morrer com o vírus. Uma matéria produzida pela TV Al Jazeera dá uma amostra de um mercado em pleno funcionamento: é tudo muito cruel e potencialmente nocivo à saúde (QR Code 2).

Ainda hoje, o consumo desse tipo de carne de animais silvestres é estimulado tanto por um desejo de ostentação de riqueza quanto por um misto de superstição e crença nos benefícios à saúde. E, para manterem

QR Code 1:
Mundo de Dor
(Fonte: 60 Minutes Australia)

QR Code 2:
Coronavírus: Surto coloca os mercados de vida selvagem em destaque
(Fonte: TV Al Jazeera)

suas propriedades, a carne deveria ser fresca, recém-abatida. Saudáveis ou doentes, os locais de venda se apresentavam com duvidoso saneamento, pouca ventilação e muito lixo empilhado em piso úmido.[19]

> *Na verdade, os mercados molhados são laboratórios viscerais. Este ambiente é perfeito para a incubação acidental de novos vírus que podem entrar nas células humanas.*

A medicina tradicional chinesa sugere que as escamas do pangolim (um dos mais prováveis transmissores do novo coronavírus aos humanos) possam curar "excesso de nervosismo e choro histérico em crianças, mulheres possuídas por demônios e ogros, febre da malária e surdez"[20], segundo um artigo publicado na revista científica Nature.

Jornalistas encontraram cerca de 50 tipos de animais selvagens à venda no mercado, incluindo os pangolins, que estão em vias de extinção, tudo isto um pouco antes do fechamento do mercado, em janeiro de 2020. É este tipo de ambiente que cria condições para vírus sofrerem mutações e favorecerem o *jumping* de animais para humanos. Se a carne for consumida crua ou malcozida ou se o animal entra em contato com o fluido humano, o vírus pode infectar o primeiro paciente. Se esse vírus passa para outro ser humano, está iniciado um surto viral.

No final de janeiro de 2020, em entrevista à agência de notícias *Reuters*, o médico pneumologista chinês Zhong Nanshan – que descobriu a SARS advertiu a respeito do risco da origem de um novo coronavírus e aconselhou as autoridades chinesas a respeito do perigo que esses lugares ofereciam à saúde local e coletiva[21]. Mas a repreensão dos fatos verdadeiros e a censura na China, mais uma vez, foram muito intensas. As primeiras amostras que deram positivo ao novo coronavírus foram encontradas na sala oeste onde havia o comércio de animais vivos de Wuhan. Apesar de haver um consenso de que a Covid-19 tenha se originado no famoso mercado de Wuhan[22], o governo chinês nunca mediu esforços para acobertar esta prática.

O mercado foi interditado e desinfetado pelas autoridades chinesas, antes que os cientistas pudessem voltar em busca de mais amostras em busca de mais evidências de sua origem.[23]

Afinal, o que é o SARS-CoV-2?

Pode-se definir o SARS-CoV-2 ou novo coronavírus com sendo fruto de um acidente de cruzamentos imprevisíveis. Imprevisível, mas potencialmente premeditado, porque há muitos anos que a comunidade científica vem advertindo a respeito deste perigo. Ele é um tipo de vírus que carrega consigo a truculência dos mercados molhados, em todas suas essências. É uma criação de pessoas que misturaram sangue e excrementos de animais aprisionados, estes, perturbados pelo confinamento, pelos maus tratos e pela pavorosa sensação gerada pelo risco eminente de serem abatidos. Dentro das veias daqueles animais (cães, ratos, morcegos, civetas, cobras, entre outros) acondicionados sob estresse máximo, corria uma combinação de substâncias formadas por secreções inflamatórias, infecciosas, hormonais, misturadas entre si e invariavelmente recombinadas com líquidos de espécies que jamais se encontrariam normalmente, na natureza.

> *O SARS-CoV-2 representa uma aberração, um resultado de dezenas de anos de encontros entre materiais genéticos de animais, de seus donos e seus clientes adoecidos.*

A carne só seria útil se fosse recém-abatida: "era preciso manter suas propriedades vitalizantes", diriam. Pois, aquela carne carregava sim, uma vitalidade bem especial: ela estava repleta de microorganismos cheios de ambições, que procuravam somente uma porta para escapar e se hospedarem no único ser vivo encontrado nos quatro cantos do mundo. As mãos desprotegidas daqueles vendedores sacrificando animais nos balcões sujos, em total desapego por higiene, são o símbolo mais representativo de oportunidade do *jumping* viral (Fig. 2.6). Sabe-se lá quantas mutações já aconteceram de animais para animais e de animais para humanos ao longo de décadas desta prática. Muitas destas mutações talvez estejam hoje hospedadas em vítimas vivas, que podem ainda espalharem novas doenças sem nem ao menos saberem que as carregam ou em pessoas que já foram levadas por doenças que nunca serão descobertas.

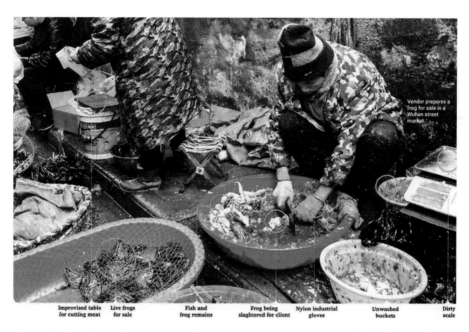

Figura 2.6 Foto de vendedor preparando sapos para venda em um mercado de Wuhan. A ilustração representa a falta de cuidados e de higiene com a manipulação dos animais abatidos para a venda. As legendas (em inglês) destacam o uso de luvas não apropriadas para o exercício da atividade, além de utensílios sujos e animais vivos, bem próximos da carne em preparo para consumo. (Fonte: Bangkok Post *in* https://www.bangkokpost.com/world/1842104/why-wild-animals-are-a-key-ingredient-in-chinas-coronavirus-outbreak)

O seguimento desta prática somente poderia resultar em uma doença com traços altamente tóxicos e transmissíveis. Se o novo coronavírus fosse uma ideia maluca, idealizada por algum governante de um país repressor, os cientistas receberiam suas medalhas e com louvor. Mas não é. Este vírus não tem a ver com uma arma biológica. Ele é artilharia que não escolhe vítimas. Não é uma doença exclusiva de ninguém. Atinge todo mundo: fortes e indefesos, ricos e pobres. A Covid-19 atropelou sem piedade tudo que estava à sua frente.

> *Este período ficará para a História como aquele que um vírus colocou de joelhos países e governantes poderosíssimos.*

Todos indícios indicam que as mãos dos comerciantes dos mercados molhados da China foram as portas para o *jumping* do novo Coronavírus. Jamais se trata de levantar aqui questões preconceituosas ou despertar xenofobismo contra o povo de um país admirável em muitos sentidos, aparentemente próspero e feliz, ao seu modo de ser. Nem há sentido apontar culpados neste momento, porque a Humanidade como um todo tem sua parcela de participação, já que permitiu esta crueldade insalubre com os bichos, por muito anos. Dentro e fora do Mercado chinês, nunca estivemos muito preocupados com as agressões às outras espécies e esta é a verdade. *O vírus é consequência e não a causa de tudo.* Agora, o planeta todo parece que está contaminado e estamos impedidos de circular com liberdade. É como se todos nós pagássemos na mesma moeda, pela agonia do confinamento de animais nos mercados molhados.

O risco de novas pandemias ainda existe?

Neste momento, toda a comunidade científica está concentrada na busca por uma vacina ou medicamentos eficientes no combate dos efeitos deletérios causados pela Covid-19.

Qualquer tentativa de saber se há risco de que novos microrganismos igualmente agressivos ou mesmo, se há a probabilidade de haver mutações do mesmo Coronavírus em circulação, dificultando ainda mais o tratamento da Covid-19, ainda é uma incógnita. Nem sabemos ao menos se uma segunda onda de infecção pelo SARS-CoV-2 seja possível de acontecer. Talvez o uso de máscaras será para sempre um "novo normal" nos lugares onde as pessoas se encontram, os hábitos de higiene serão mais rigorosos e saudações à distância serão um novo costume. O certo é que várias lições estarão sendo assimiladas. É certo, também, que a comunidade cientifica, sociedade e autoridades de todo o mundo vão ficar atentos para impedir novas zoonoses que, por sua vez, poderiam originar novos vírus e uma nova pandemia.

> *Que as entidades à altura da OMS se prontifiquem a formarem comissões que comandem a proibição de potenciais núcleos em todo mundo que repliquem qualquer risco de cruzamento viral entre espécies.*

O condado de Wuhan entrou em rígido isolamento sanitário e, somente depois de exatos dois meses, o retorno gradativo à vida normal foi autorizado pelo governo chinês. Estas medidas de contenção foram mundialmente replicadas no esforço de conter a disseminação do contágio já iniciado. Seu famosíssimo mercado molhado também havia sido interditado e permanecia fechado pelas autoridades chinesas. Embora a carne de cachorro continue sendo uma iguaria em muitas regiões, o Ministério da Agricultura chinês disse que os cães não serão mais considerados alimentos[24]. Em fevereiro, por meio de um decreto, o governo chinês anunciou a proibição do consumo e venda de animais selvagens, responsáveis pela Covid-19 e outras doenças globais[25].

> *Se levarmos em consideração o afrouxamento de medidas de fiscalização dos hábitos alimentares chineses frente os exemplos das SARS e MERS, é difícil crer que as novas medidas de proibição serão cumpridas.*

Esperamos que o Governo chinês demonstre sua rigidez neste compromisso com o resto do mundo. Temos esta esperança. Da maneira como lidavam com o problema, os países asiáticos sempre estariam engatilhados para iniciar uma nova enfermidade. A crença que doutrina os benefícios do consumo de carne de animais selvagens sem rigorosos acordos sanitários, aliado a um governo que não fiscaliza com rigor a criação desses animais, uma população numerosa que se aglomera em mercados, que atuam como laboratórios de cruzamento e transmissão virótica perfazem uma fórmula perfeita para a origem de uma nova doença, igual ou mais fatal que a Covid-19. A menos que mudanças radicais sejam tomadas, a realidade ainda converge para a assustadora conclusão de que estaremos sempre em risco de começar uma nova pandemia. Em tempo: filas de carros alinhados na entrada principal do mercado úmido de Baishazhou, um dos maiores de Wuhan, confirmavam sua reabertura, após um bloqueio de mais de dois meses. Apenas um cartaz que pairava no alto dizia: "Não é permitido abater e vender animais vivos".

Referências bibliográficas

1. BBC Brasil News. Cientistas têm nova teoria para a origem do vírus da Aids [Acesso 10 mai 2020]. Disponível em https://www.bbc.com/portuguese/noticias/030613_aidson.shtml
2. Doaly T. Satwa-satwa yang Siap jadi Santapan [Acesso 10 mai 2020]. Disponível em https://www.mongabay.co.id/2014/03/27/foto-satwa-satwa-yang-siap-jadi-santapan/
3. Scher I. Business The first COVID-19 case originated on November 17, according to Chinese officials searching for 'patient zero'[Acesso 10 mai 2020]. Disponível em https://www.businessinsider.com/coronavirus-patients-zero-contracted-case-november-2020-3
4. Li Q, Guan X, Wu P, et al. Early Transmission Dynamics in Wuhan, China, of Novel Coronavirus–Infected Pneumonia. N Engl J Med. 2020:1-9
5. Tan WJ, Zhao X, Ma XJ, et al. A novel coronavirus genome identified in a cluster of pneumonia cases – Wuhan, China 2019–2020. China CDC Weekly 2020;2:61-2.
6. Andersen, K.G., Rambaut, A., Lipkin, W.I. et al. The proximal origin of SARS-CoV-2. Nat Med 26, 450–452 (2020)
7. Zhang T WQ, Zhang Z. Probable pangolin origin of SARS-CoV-2 associated with the Covid-19 outbreak. Curr Biol. March 13, 2020.
8. Lam T.T., Shum M.H., Zhu H.C., Tong Y.G., Ni X.B., Liao Y.S., Wei W., Cheung W.Y., Li W.J., Li L.F., Leung G.M., Holmes E.C., Hu Y.L., Guan Y. Identifying SARS-CoV-2 related coronaviruses in Malayan pangolins. Nature. 2020 2020 Mar 26.
9. Zhou, P., Yang, X.L., Wang, X.G., Hu, B., Zhang, L., Zhang, W., Si, H.R., Zhu,Y., Li, B., Huang, C.L., et al. (2020). A pneumonia outbreak associated with anew coronavirus of probable bat origin. Nature
10. Lopes MA. EMBRAPA. Insetos na dieta. [Acesso 10 mai 2020]. Disponível em https://www.embrapa.br/busca-de-noticias/-/noticia/45712402/artigo---insetos-na-dieta
11. El País Internacional. A grande matança chinesa de cachorros para serem comidos na festa de Yulin. [Acesso 10 mai 2020]. Disponível em https://brasil.elpais.com/brasil/2018/06/21/internacional/1529561996_120987.html
12. Época Negócios. Peste suína na China eleva exportação de carne de porco brasileira. [Acesso 09 maio 2020]. Disponível em https://epocanegocios.globo.com/Economia/noticia/2019/09/peste-suina-na-china-eleva-exportacao-de-carne-de-porco-brasileira.html
13. BBC News Brasil. 70 anos da Revolução na China: Como o Partido Comunista controla o país. [Acesso 09 maio 2020]. Disponível em https://www.bbc.com/portuguese/internacional-49890359
14. Law of the People's Republic of China on the Protection of Wildlife. [Acesso 09 maio 2020]. Disponível em http://www.china.org.cn/english/environment/34349.htm
15. Doaly T. Mongabay. Satwa-satwa yang Siap jadi Santapan. [Acesso 09 maio 2020]. Disponível em https://www.mongabay.co.id/2014/03/27/foto-satwa-satwa-yang-siap-jadi-santapan/
16. AirBnb. Café da manhã cedinho e mercado molhado. [Acesso 09 maio 2020]. Disponível em https://www.airbnb.com.br/experiences/365433

17. C Ronco, P Navalesi, JL Vincent. Coronavirus epidemic: preparing for extracorporeal organ support in intensive care. Lancet Respir Med, 8 (2020), pp. 240-241
18. Chandran R, Thomson Reuters Foundation. Traditional markets blamed for virus outbreak are lifeline for Asia's poor. [Acesso 09 maio 2020]. Disponível em https://www.reuters.com/article/southeast-asia-health-markets-idAFL8N2A5201
19. Buckley C, Myers SL. The New York Times. As New Coronavirus Spread, China's Old Habits Delayed Fight. [Acesso 09 maio 2020]. Disponível em https://www.nytimes.com/2020/02/01/world/asia/china-coronavirus.html
20. R7 Saúde. China precisa combater consumo de animais selvagens, diz médico. [Acesso 09 maio 2020]. Disponível em https://noticias.r7.com/saude/china-precisa-combater-consumo-de-animais-selvagens-diz-medico-13022020
21. UOL Internacional. Surto de vírus na China expõe perigos do comércio exótico de animais selvagens. [Acesso 09 maio 2020]. Disponível em https://noticias.uol.com.br/ultimas-noticias/reuters/2020/01/23/surto-de-virus-na-china-expoe-perigos-do-comercio-exotico-de-animais-selvagens.htm
22. The Guardian. How did coronavirus start and where did it come from? Was it really Wuhan's animal market? [Acesso 09 maio 2020]. Disponível em https://www.theguardian.com/world/2020/apr/28/how-did-the-coronavirus-start-where-did-it-come-from-how-did-it-spread-humans-was-it-really-bats-pangolins-wuhan-animal-market
23. Yu G, Yanfeng P, Rui Y, el al. How early signs of the coronavirus were spotted, spread and throttled in China. The Straits Times. [Acesso 22 jan 2020]. Disponível em https://www.straitstimes.com/asia/east-asia/how-early-signs-of-the-coronavirus-were-spotted-spread-and-throttled-in-china.
24. CNN Internacional. Após 4 meses, mercados de Wuhan começam a reabrir. [Acesso 10 mai 2020]. Disponível em https://www.cnnbrasil.com.br/internacional/2020/04/23/apos-4-meses-mercados-de-wuhan-comecam-a-reabrir
25. China proíbe consumo de animais silvestres após surto do novo coronavírus. [Acesso 10 mai 2020]. Disponível em https://www.cnnbrasil.com.br/internacional/2020/03/06/china-proibe-consumo-de-animais-silvestres-apos-surto-do-novo-coronavirus

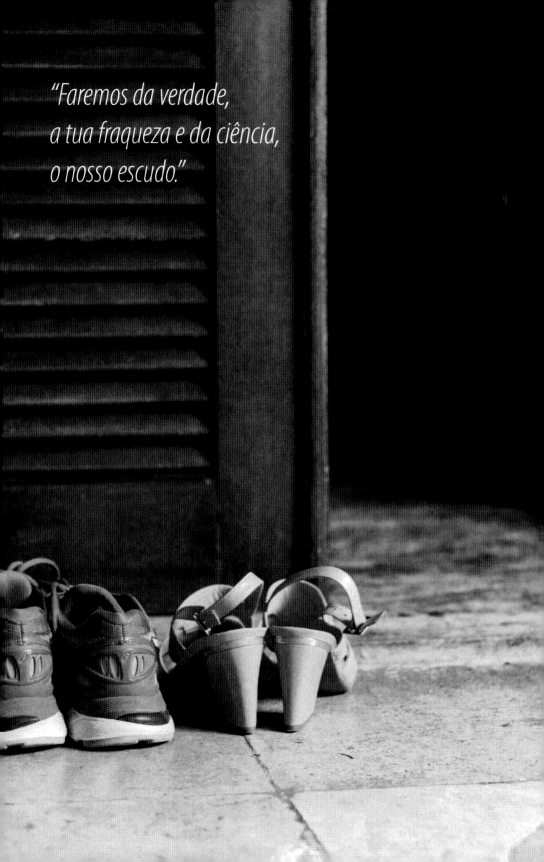

"Faremos da verdade,
a tua fraqueza e da ciência,
o nosso escudo."

capítulo 3

Não às *Fake News*: Decisões Baseadas em Evidências em Tempos de Incerteza

Alcion Alves Silva

Fake News são definidas como notícias falsas publicadas em meios de comunicação como se fossem verdadeiras, em geral com a intenção de legitimar um ponto de vista. Por sua natureza estratégica as *fake news* são utilizadas com frequência por grupos organizados e governos populistas, como técnica de contrainformação no campo político ou com a simples intenção de obter lucro. Quando um assunto toma proporções de interesse coletivo, surge um terreno fértil para o aparecimento de notícias falsas e sua propagação acontece em progressão geométrica. Assim não foi diferente com a chegada da pandemia da Covid-19.

Num mundo de livre circulação de informações, o que faz com que as pessoas acreditem em informações avessas às evidências mais conhecidas e pacificadas pela ciência? Em 2019, o Instituto Datafolha[1] divulgou uma pesquisa mostrando que aproximadamente 7% dos brasileiros (11 milhões de pessoas) ainda acreditavam que a Terra é plana, teoria refutada pela ciência há mais de 2 mil anos.

Ocorre que as *fake news* possuem um grande poder de difusão (*viral*). Elas são compartilhadas de modo rápido, por empregarem, na sua construção, técnicas de persuasão, apelando para o senso emocional das pessoas. Pessoas de menor nível de educação, mais idosas e aquelas que se utilizam das redes sociais para se atualizar, são aquelas as mais vulneráveis a acreditarem e compartilharem notícias de origem duvidosa[2].

Outra variável relacionada ao poder de espalhamento das notícias falsas é o avanço de novas tecnologias, como a edição de imagens baseadas em inteligência artificial (IA). Atualmente já é possível manipular imagens de vídeo para que ideias sejam atribuídas a outra pessoa. Essa tecnologia dificulta muito dissociar informações falsas da realidade, bem como podem ser usadas em videoconferências, tornando difícil distinguir com quem realmente se está conversando.

Pesquisadores da Universidade de Washington desenvolveram um modelo digital do ex-presidente Barak Obama por meio de técnicas de inteligência artificial (rede neural) mapeando 14 horas de gestos e áudio do norte-americano. Atribuíram ao modelo digital informações de voz, de modo que a imagem seja praticamente indistinguível da realidade. A técnica é conhecida como *deep fake* (Fig. 3.1).

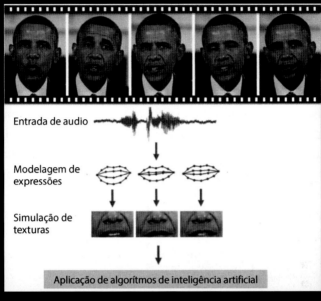

Figura 3.1 Modelo digital baseado em IA – Vídeo falso (*deep fake*) mimetizando o ex-presidente norte-americano Barack Obama.

Quanto maior a dúvida sobre o que é real, maior a probabilidade da falsa informação ser compartilhada, o que torna possível a pequenos grupos divulgar com grande abrangência suas ideias e opiniões, outrora restritas ao seu circulo de crentes, bem como alcançar eco em outras pessoas, nos mais distantes locais.

As notícias falsas provocam grande impacto social, político e econômico; entretanto, quando relacionadas à área da saúde, podem comprometer, acima de tudo, o bem-estar social (saúde pública) (Fig. 3.2).

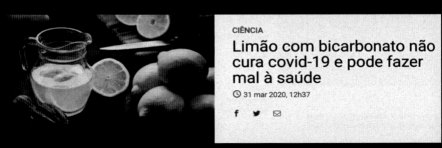

Figura 3.2 Notícia falsa de remédio caseiro para tratamento da Covid-19 publicada nas redes socias (Fonte: Revista Exame)[2].

Um estudo promovido por instituições relacionadas à União Pró-Vacina (Universidade de São Paulo – Ribeirão Preto)[3] analisou a influência das notícias falsas sobre o novo coronavírus, propagadas por grupos organizados antivacinação. Foram analisadas 213 postagens publicadas na rede social Facebook, entre 15 e 21 de março de 2020, pelos dois maiores grupos brasileiros promotores de conteúdo anti vacina, denominados "O Lado Obscuro da Vacinas" e "Vacinas: O Maior Crime da História". O estudo evidenciou que as técnicas empregadas negam informações científicas, distorcem matérias jornalísticas, oferecem curas sem comprovação (*Mineral Miracle Solution*, uma solução tóxica composta por dióxido de cloro) e constroem teorias conspiratórias (o novo Coronavírus seria uma arma biológica da China). A frequência média de publicações diárias dos grupos foi de 30 postagens com elevada interação das pessoas, chegando em alguns casos a mais de 200 comentários.

A situação tornou-se tão relevante que o Ministério da Saúde do Brasil, entre outros órgãos públicos e privados, precisou disponibilizar um serviço via *WhatsApp* (aplicativo de mensagens instantâneas) para apurar se as informações divulgadas nas redes sociais são verdadeiras ou falsas, e responder à população de modo oficial (Fig. 3.3)[4].

O problema assume particular importância quando profissionais da área da saúde fundamentam suas práticas ou propagam informações imprecisas

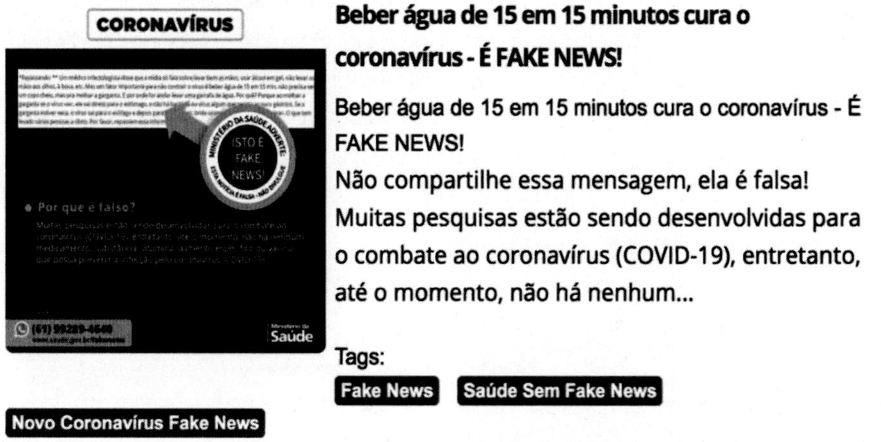

Figura 3.3 Contra-informação – Serviço do Ministério da Saúde para analisar informações publicadas (Fonte: Ministério da Saúde. Boletim Epidemiológico: Infecção Humana pelo Coronavírus (2019 – nCoV)[4].

nos seus canais de comunicação, não necessariamente por má-fé, mas por relutarem em consultar fontes científicas para elaborar a informação antes do seu uso e publicação, tomando por base em geral, experiências clínicas e opiniões de especialistas.

Como identificar a melhor informação

No mundo digital é fácil escrever e dar opiniões e sugestões sobre assuntos diversos. Por este motivo existe um contingente enorme de pessoas dispostas a comentar e explicar (em geral de modo simples e preditivo) qualquer assunto em pauta. O atual ambiente de preferência para essas publicações são as redes sociais, ambiente onde são divulgadas, em geral, informações fundamentadas na compreensão superficial do problema[5].

Profissionais da área da saúde têm grande confiança nas suas experiências (vide o argumento, "na minha clínica funciona"), sobre as quais generalizam uma situação para todos os demais similares. Esse problema encontra representação típica nos estudos do tipo "casos clínicos" apresentados em congressos e periódicos, para os quais apenas um ou poucos casos de sucesso são selecionados (delineamento adequado para o estudo de doenças raras).

Um exemplo deste fenômeno é a crença irrestrita nos resultados de exames complementares para tomar decisões clínicas (como no diagnóstico de uma doença). Uma revisão sistemática publicada pela rede Cochrane[6], envolvendo 14 ensaios clínicos e 182.880 mil sujeitos assintomáticos, evidenciou que exames preventivos (*check-ups*) anuais não reduziram a mortalidade nem a morbidade, mas produziram um aumento de até 20% em diagnósticos imprecisos, quais levaram a intervenções desnecessárias.

De acordo com as melhores práticas o profissional deve verificar a existência de evidências com alto grau de recomendação clínica para fundamentar suas técnicas ou mudar suas crenças e condutas[8]. Profissionais que pensam como cientistas são observadores rigorosos que priorizam a experimentação em detrimento da experiência, questionando de modo crítico suas convicções e a própria percepção da realidade (Fig. 3.4).

A observação sugere que quando o raciocínio adotado pelo profissional é não-bayesiano (não-probabilístico) e o modo de reflexão sobre novas in-

Níveis de Evidência e Graus de Recomendação Clínica

Nível	Tipo de Evidência	Recomendação Clínica
I	Revisões sistemáticas e ensaios clínicos randomizados com alto poder estatístico	Aplicação indicada
II	Ensaios clínicos randomizados comparados com placebo e baixo poder estatístico	Provavelmente útil
III	Estudos não randomizados mas com adequado desenho de pesquisa	Pouca evidência
IV	Estudos não experimentais ou de casos históricos	Fundamentação frágil
V	Relato de um único caso clínico e pesquisas bibliográficas	Aplicação contra-indicada

Figura 3.4 Níveis de evidência – Níveis de evidência de acordo com o desenho de cada tipo de estudo e os respectivos graus de recomendação para aplicação clínica da informação.

formações é assimétrico, ou seja, toda informação que não condiz com sua convicção é desconsiderada, independente do nível de evidência, então a má-informação propagada com maior frequência e práticas clínicas pouco eficientes são adotadas[7].

Num cenário em que os profissionais nem sempre dispõem de informação suficiente para tomar a melhor decisão, diante de informações parciais ou imprecisas, apenas convicções e soluções aproximadas podem ser obtidas, isto significa tomar decisões com incerteza. Deste modo, emerge a necessidade de usar técnicas para trabalhar com a incerteza, tais como o raciocínio probabilístico (combinação entre probabilidade e dedução).

Pensando como cientista

Não obstante, as técnicas científicas sejam poderosas ferramentas para a investigação da verdade, extrapolar seus resultados para o mundo real apresenta limites, pois a condição de saúde/doença é um problema dinâmico, complexo e indefinido[7].

O resultado da racionalidade do método científico na investigação dos fenômenos (objetos de pesquisa) são as evidências, definidas como os atributos probabilísticos daquilo que se está investigando. O raciocínio probabilístico toma por base o fato de que os profissionais da área da saúde convivem com a incerteza para tomar decisões (tratar, medicar, diagnosticar), então a probabilidade é um modo de medir tais incertezas. Probabilidade é a área da matemática responsável por mensurar aquilo que não é determinístico[8].

O raciocínio probabilístico oferece técnicas para quantificar a incerteza a partir de evidências, permitindo aprimorar o cálculo ao passo em que novas evidências são agregadas ao processo. A ideia de probabilidade é utilizada para modelar o mundo real [7,9].

> *A dinâmica da pandemia decorrente do novo coronavírus (Covid-19) é um exemplo típico de como a incerteza e as decisões baseadas em probabilidades são presentes na área da saúde, logo, como os profissionais devem expressar-se com prudência para a sociedade, evitando a difusão da má-informação.*

Sobre a pandemia em questão, o primeiro problema partiu do aspecto metodológico sobre o que realmente deveria ser notificado nos serviços de saúde para calcular o número real de casos (quais critérios adotar para diagnosticar as pessoas infectadas?). No Brasil, num primeiro momento, a orientação foi notificar apenas as Síndromes Respiratórias Agudas Graves (SRAG). Entretanto, num segundo momento, a orientação inicial foi substituída pela notificação de todos os casos de Síndrome Gripal (SG). A imprecisão da metodologia, situação frequente para novos cenários, foi agravada pela não uniformidade dos Estados sobre qual orientação adotar. Ainda, a taxa de subnotificação decorrente da falta de critérios de diagnóstico também foi aumentada pela sobrecarga dos laboratórios para testar grandes quantidades de pessoas, bem como pela falta de testes em várias regiões do país.

Por meio da descrição desse cenário real do início da pandemia do novo coronavírus no país, é possível compreender o significado da incerteza na gestão da informação. A confiabilidade dos registros gerou uma confusão na interpretação dos dados, produzindo informações ambíguas entre os próprios profissionais da área da saúde, dificultando a interpretação do fenômeno e a elaboração de estratégias epidemiológicas. Considere ainda que o espectro clínico da infecção humana pelo novo coronavírus (SARS-CoV-2) não estava descrito completamente e, até o momento da redação deste texto, não era conhecido o padrão de letalidade, mortalidade, infectividade e transmissibilidade da doença, não havia vacina ou medicamento específico disponível e o tratamento, de suporte, era inespecífico[10].

Entretanto, o problema da incerteza ainda assumiu maior proporção durante a pandemia. Os testes rápidos (testes que não detectam o coronavírus, mas os anticorpos produzidos pelo sistema imunológico para combatê-lo), adquiridos da China, quais foram utilizados para determinar a prevalência do novo coronavírus (o padrão ouro é o teste molecular) apresentaram limitação para diagnosticar a doença, segundo o Ministério da Saúde[4].

A análise de qualidade do produto apontou 75% de chance de erro em resultados negativos para o novo coronavírus. O percentual de erro estimado foi de 14% para os exames positivos (que acusam a infecção). Logo, resultados negativos não excluíam a infecção e resultados positivos não podiam ser usados como evidência absoluta para confirmação da doença, pois a decisão ocorria com 86% de probabilidade de acerto para diagnóstico da infecção.

Deduz-se que a incerteza é a pedra angular da ciência, não a verdade[7]. Para minimizar a imprecisão, o profissional deve estruturar um raciocínio probabilístico a partir da clara definição do problema investigado, seguido pelo levantamento de evidências publicadas na literatura científica, combinando com dados levantados sobre o fenômeno, e finalmente associando as informações (evidências + dados) para determinar a probabilidade de ocorrência e relação entre eventos a fim de obter uma informação mais próxima da verdade científica (verdade não absoluta), permitindo ao profissional atualizar suas convicções (Fig. 3.5).

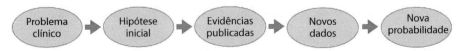

Figura 3.5 Raciocínio probabilístico. A convicção do profissional (hipótese) é atualizada de acordo com novos dados ou evidência levantadas.

A aplicação do método científico na área da saúde permite construir modelos matemático-probabilísticos para estimar o comportamento de sistemas biológicos saudáveis/doentes e a dinâmica das doenças. O tratamento de dados pode produzir informação estratégica sobre epidemiologia, comportamento e hábitos. O resultado objetivo do conhecimento científico reflete-se na recuperação mais rápida de pacientes, tratamentos eficientes e individualizados, redução de risco de doenças, treinamento técnico de equipes clínicas e gestão pública eficiente[7].

Entretanto o raciocínio científico para atualização de convicções não é fácil de ser elaborado[8]. Primeiro devido a contraposição proporcionada pelo modo de reflexão sem esforço, fenômeno denominado heurística. Trata-se de um processo cognitivo para tomar decisões rápidas, não racionais, que, em geral, ignora a maior parte da informação disponível. Segundo pela necessidade de domínio das disciplinas como metodologia científica, estatística e lógica. Terceiro pela formação essencialmente voltada à técnica clinica na área da saúde em detrimento do ensino baseado em problemas que prioriza a formação do raciocinado clínico fundamentado no método científico.

Atualmente, sistemas eletrônicos e computacionais para captação de dados, diagnóstico baseados em inteligência artificial e prática clínica baseada em evidências estão sendo desenvolvidos e testados na prática clínica com a intenção de auxiliar o profissional a elevar a precisão das informações e intervenções clínicas de diagnóstico, prognóstico e tratamento, na incessante busca da redução da incerteza.

Uso da tecnologia na redução da incerteza

Como profissionais, todos os dias tomamos decisões, ora simples (decidir pela marca de um novo produto), ora complexas (decidir qual técnica de tratamento adotar), todas exigem renúncias. No caso de um paciente, aceitar a recomendação de um profissional de saúde ou buscar uma segunda opinião? Se as opiniões forem diferentes, como decidir pela melhor prática?

Nem sempre podemos fazer a escolha ideal, mas a possível, pois muitas decisões dependem do nível de conhecimento que utilizamos. Logo, as melhores decisões são baseadas no conhecimento científico. Entretanto, conforme posto, as decisões baseadas em evidências não são fáceis nem entre os profissionais, pois dependem de um alto nível de educação formal, e a educação é um caminho longo e sem atalhos. Decisões baseadas em ciência são processos que não dependem apenas da informação pública[7,11,12].

Outro aspecto relacionado ao aumento da complexidade para se tomar a melhor decisão é o volume do conhecimento acumulado, atualmente de domínio sobre-humano, pois estima-se que no período de 5 a 7 anos a base de conhecimento sobre determinada área do saber dobra seu volume. Para fazer a gestão eficiente do grande volume de dados e informações ferramentas computacionais e de inteligência artificial têm oferecido vantagem para a organização e o cruzamento de dados, bem como na individualização das intervenções clínicas (medicina de precisão). Algumas dessas tecnologias, como sistemas especialistas e sistemas de apoio à decisão já estão em desenvolvimento e teste no ambiente clínico na cidade de Curitiba – Paraná[13].

- **Sistemas de telesaúde** – são sistemas de prestação de serviços de saúde à distância por meio do emprego de tecnologias da informação e comunicação via computador ou aplicativos. No Brasil, esse sistema é regulamentado pelo Governo Federal e utilizado para melhorar a qualidade do atendimento e da atenção básica no Sistema Único de Saúde (SUS).

    Um exemplo dessa tecnologia é o sistema Pulse Telessaúde (www.pulsetelessaude.com.br). Trata-se de um sistema de uso profissional que segue as regras do raciocinado probabilístico[16]. O profissional realiza o exame clínico inicial do paciente para registro dos fatores de risco (hipertensão, diabetes, cardiopatia) e características (sexo, idade, hábitos). O monitoramento remoto capta sinais como pressão arterial, frequência cardíaca e tensão de oxigênio por meio de sensores. Os dados do exame clínico são cruzados com aqueles coletados pelos sensores produzindo uma evidência individualizada e em tempo real para cada paciente (Figs. 3.6 e 3.7).

- **Sistemas especialistas** – são programas de computadores que imitam o comportamento de especialistas humanos dentro de um domínio

LIÇÕES EM MEIO À PANDEMIA

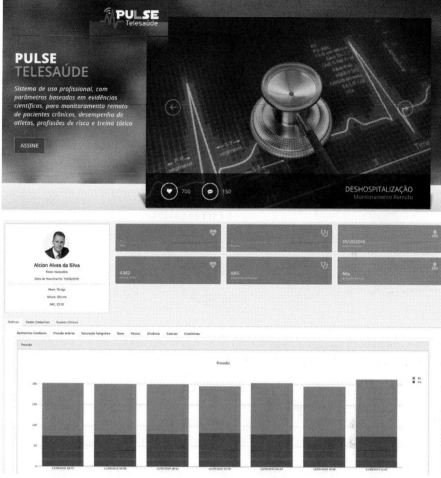

Figuras 3.6 e 3.7 Telessaúde. Sistema Pulse (www.pulsetelessaude.com.br), apresentação; e tela de telemonitoramento da pressão arterial em tempo real e à distância de um paciente.

específico do conhecimento. Desenvolvidos para responder perguntas relacionadas à base de conhecimento do sistema.

DentalSci (www.dentalsci.com.br) é um sistema especialista para as áreas de ortodontia, ATM, odontopediatria, ortopedia funcional e cirurgia bucomaxilofacial, desenvolvido para atualizar o profissional e auxiliar no planejamento dos casos clínicos com base nas melhores evidências científicas[13]. O sistema é capaz de cruzar um grande volume de informações e evidências clínicas e sugerir as intervenções fundamentadas nas melhores práticas para o caso individual de cada paciente, retornando ao profissional um relatório, além de imagens e opções técnicas em vídeos (Fig. 3.8).

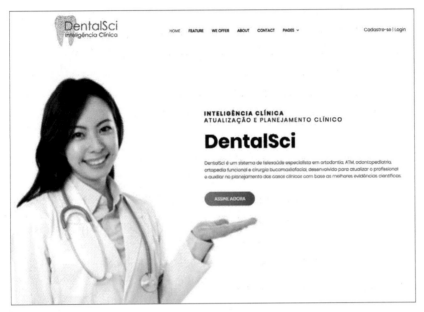

Figura 3.8 Sistema especialista. Um sistema computadorizado para auxiliar na atualização do profissional e no planejamento dos casos clínicos com base nas melhores práticas.

Mas, qual a vantagem de um sistema computacional sobre o especialista humano em relação à redução da incerteza e ao aumento da precisão das intervenções clínica?

- **Volume de informações** – um computador pode trabalhar com grandes volumes de informação de modo mais rápido e organizado;
- **Cruzamento de dados** – enquanto um ser humano usa em média três a cinco variáveis para tomar uma decisão, a máquina pode cruzar centenas ou milhares de dados, analisando qual decisão pode gerar um melhor desfecho para determinado problema clínico.
- **Precisão** – No caso dos sistemas de telessaúde, o acompanhamento remoto de biosinais em tempo real torna possível reduzir as demandas presenciais em serviços de saúde, bem como acompanhar com

precisão o estado de pacientes enfermos ou pós-cirúrgicos. Essa é uma das tecnologias que está sendo testada no seguimento de pacientes diagnosticados com o Covid-19.

Por muito tempo a ciência manteve-se reclusa nos laboratórios de pesquisa e a tecnologia era inacessível ao uso prático. Entretanto, nas últimas décadas, tanto ciência com tecnologia emergiram para o ambiente clínico por meio dos conceitos de prática clínica baseada em evidências, dos *softwares* (programas de computador) e equipamentos conectados à rede mundial de computadores (IoT – Internet das Coisas), respectivamente[13,14,15].

A pandemia relacionada ao Covid-19 provavelmente será lembrada como um ponto de inflexão no modo de praticar a saúde, bem como os modelos de negócio do setor, tais como a prática clínica de precisão com intervenções clínicas de diagnóstico, prognóstico e tratamento mais eficientes e os novos modelos atendimento como o *home care* (atendimento domiciliar) associado ao telemonitoramento dos pacientes[16,17].

Nesse contexto o investimento em ciência aplicada está se tornando indispensável para elevar a eficiência da gestão dos serviços de saúde e a máquina passa a ser uma extensão do conhecimento científico.

Considerações finais

Informações falsas ou imprecisas geram incertezas na prática clínica e ruídos na comunicação entre profissionais da saúde e a sociedade. Num cenário de poucos recursos, aumentar a eficiência das intervenções clínicas e promover o bem-estar da população transcende a dimensão ética, passando a ser questão de sobrevivência.

Historicamente a ciência tem sido o motor do progresso, pois é a ciência que afasta as pessoas da superstição, do obscurantismo e dos filtros ideológicos. Embora não seja o único saber legítimo ou pretenda ter o monopólio da verdade, é o método de entendimento dos fenômenos naturais mais confiáveis por suas técnicas estruturadas e seu poder de estimar probabilidades de ocorrência dos eventos.

A tecnologia apresenta-se como uma poderosa ferramenta para aumentar a gestão da informação e a eficiência clínica, e antes de criar e destruir postos de emprego vai transformar o mercado de trabalho por meio da automatização de tarefas repetitivas e do processamento de grandes volumes de dados[18].

Se o conhecimento em algum aspecto oferece risco, certamente ignorá-lo não é a solução. O mundo não mais recompensa o indivíduo por aquilo que ele sabe (o Google sabe mais), tampouco pela capacidade de reproduzir o que se sabe (os *smartphones* podem reproduzir). O mundo atual recompensa pelo que o indivíduo pode fazer com o conhecimento que possui, pelo uso do conhecimento[9].

Desaprender e reaprender são processos necessários, pois no mundo atual o analfabeto não é aquele que não sabe ler ou escrever, mas aquele que não sabe interpretar dados e informações para reavaliar suas convicções[13].

Referências bibliográficas

1. Datafolha. 7% dos Brasileiros Afirmam que a Terra é Plana. Folha de São Paulo. Ciência. Disponível em: www.folha.uol.com.br. Acesso em: 03/04/2020.
2. Exame. Notícias Sobre Fake News. Disponível em: https://exame.abril.com.br/noticias-sobre/fake-news/. Acesso em 01/04/2020.
3. Universidade de São Paulo. União Pró-Vacina. Grupos Anti-Vacina Mudam Foco para COVID-19 e Trazem Sérios Problemas à Saúde Pública. Instituto de Estudos Avançados. Disponível em: https://sites.usp.br/iearp/grupos-antivacina-mudam-foco-para-covid-19-e-trazem-serios-problemas-a-saude-publica/. Acesso em 03/04/2020.
4. Brasil. Ministério da Saúde. Cornonavirus – COVID 19 – TeleSUS. Disponível em: https://www.saude.gov.br/fakenews. Acesso em 01/04/2020.
5. Guzzo JR. Nexo Zero. O Estado de São Paulo. Política. 12/01/2020. Disponível em: https://politica.estadao.com.br/noticias/geral,nexo-zero,70003153601
6. Krogsboll LT, Jorgensen KJ, Gotzsche, PC. General Health Checks in Adults for Reducing Morbidity and Mortality from Disease. Cochrane Database Syst Rev. 2012.
7. Silva AA. Prática Clínica Baseada em Evidências. São Paulo:Santos, 2009.
8. Girardi G.; Menegat, R. Como a Matemática Pode Ajudar a Entender Epidemias. O Estado de São Paulo. Metrópole, A18. 15/03/2020.
9. Pinheiro MM, Eis SR. Epidemiology of Osteoporotic Fractures in Brazil: What We Have and What We Need. Arq Bras Endocrinol Metab 54:164- 170, 2010.
10. Brasil. Ministério da Saúde. Boletim Epidemiológico: Infecção Humana pelo Coronavírus (2019 – nCoV). Secretaria de Vigilância em Saúde. COE 01. 2020. Disponível em: https://portalarquivos2.saude.gov.br/images/pdf/2020/janeiro/28/Boletim-epidemiologico-SVS-28jan20.pdf. Acesso em 04/04/2020.
11. Schleicher A. O Brasil Perdeu Ímpeto na Educação, Diz Diretor da OCDE. Entrevista: Pinho A. Folha de São Paulo. Cotidiano. B2. 01/03/2020.
12. Schwartsman HR. DOTS. Folha de São Paulo. Opinião. A2. 11/03/2020-b.
13. Silva AA. Esporte 4.0. Amazon. 2020.

14. Lemos R. Governos são Plataformas Tecnológicas. Folha de São Paulo. Folhainvest. p. 02. 18/06/2018.
15. Baldwin, R. Entrevista (Landim, R.). In: Folha de São Paulo. Caderno. Mercado. A28. 07/04/2019.
16. Meira S. Transformação e Rupturas Digitais. Estado de São Paulo. Caderno Economia. B10. 2019.
17. Ming C. Há Coisas Mais Graves do que o Mercado Informal. O Estado de São Paulo. Caderno Economia. B2. 01/03/2020-a.
18. Pastore J. Novas Tecnologias Podem Provocar Saída de Multinacionais do Brasil. São Paulo:Folha de São Paulo. Caderno Mercado. A17. 01/05/2018.

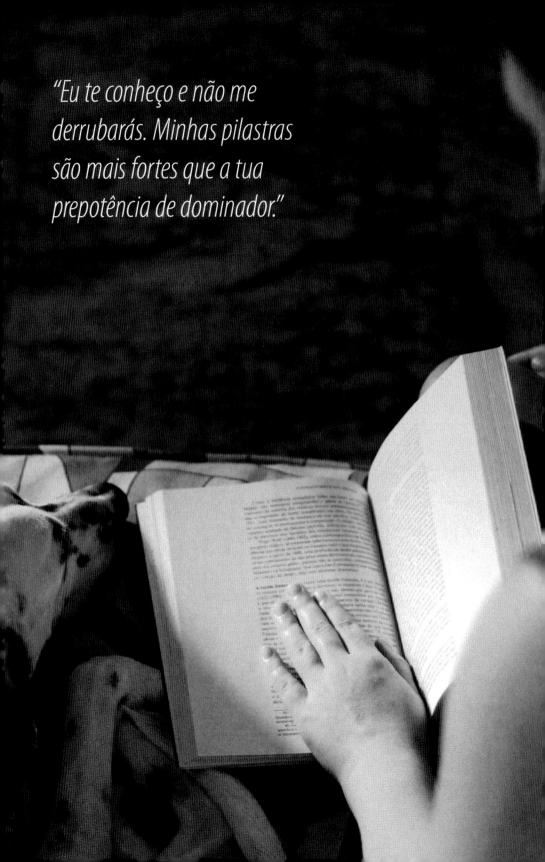

capítulo 4

Ações Empreendedoras para Enfrentar a Pandemia

Giorgia Bach Macalarne

A pandemia de Covid-19 gerou forte impacto no sistema financeiro e de saúde pública mundial. Estima-se que também venha a causar mudanças permanentes no mercado de trabalho de vários segmentos de atividades, exigindo modificações no panejamento dos profissionais da área da saúde quanto à estruturação das suas clínicas e carreiras. Significa dizer que o mundo, em vários aspectos, não será mais o mesmo. Será necessário empreender. Novos hábitos serão incorporados à rotina das pessoas e as ferramentas tecnológicas provavelmente assumirão papel mais presente no cotidiano. O modo de comunicação interpessoal e de prestação de serviços poderão ser modificados, pensando no aumento da eficiência da gestão das clínicas.

Em mercados pouco competitivos, como aquele vigente até a década de 80, apenas a formação técnica era suficiente para que o profissional alcançasse uma situação financeira relativamente estável. Entretanto, nas últimas décadas, três grandes eventos modificaram esse cenário:

- A globalização dos mercados nos anos 90 permitiu a criação de novos cursos de formação na Área de Saúde (graduação e pós-graduação), em consequência aumento significativo do número de profissionais no mercado de trabalho, com natural elevação da concorrência e redução da rentabilidade de grande parte das profissões;
- A falência do banco norte-americano *Lehman Brothers* (Crise dos *Subprimes*, 2008), desencadeou a maior crise financeira desde 1929, impactando no mercado de prestação de serviços, como o da Saúde;
- A pandemia relacionada à Covid-19 no ano 2020, gerou profunda recessão econômica em nível mundial, associada à paralisação temporária das atividades das Clínicas e em vários serviços de Saúde, com proporcional suspensão de ganho pelos profissionais.

A sequência de eventos tornou progressivamente difícil a sobrevivência dos Serviços de Saúde, em particular para aqueles com menor nível de profissionalização (gestão menos eficiente). Nesse sentido, cabe observar que, embora as transformações do mercado, conforme descritas, datem de mais de 40 anos, os currículos de formação das Universidades e cursos de pós-graduação mantêm-se essencialmente técnicos e inalterados.

> *Em síntese, a formação profissional prepara para um mercado de trabalho que não existe mais! O ambiente atual é tecnológico, concorrencial, científico (prática clínica baseada em evidências) e agora requer preparação empreendedora; não mais por opção, mas por pura necessidade*[9].

Nesse sentido, o conceito de clínica-empresa pode ser abordado sob dois aspectos: econômico e jurídico. Sob o aspecto econômico, é o resultado da organização dos meios de produção, capital, trabalho e tecnologia, de modo a se obter o maior volume possível de produção ou de serviços ao menor custo. Na doutrina jurídica, uma empresa envolve a universalidade do direito, incluindo o complexo das relações estabelecidas entre o empreendedor, a empresa e o consumidor.

Clínicas da Área de Saúde nem sempre assumem a categoria de empresas no sentido jurídico-formal, entretanto o sentido que se deseja empregar nesse momento será amplo, referindo-se não apenas à formalização dos serviços de saúde como empresas, mas também considerando a atitude do profissional como empreendedor para viabilizar o objetivo econômico do negócio.

Não importa o tamanho do serviço (Clínica) ou sua personalidade jurídica, em qualquer circunstância, no atual cenário, o conhecimento sobre o mercado de trabalho, a execução do planejamento, a elaboração de estratégias e o conhecimento das obrigações legais e direitos devem fazer parte das competências daqueles que procuram uma posição de maior evidência[10].

Renegociação de dívidas e contratos

Como todo empreendedor, considerando a natureza extraordinária da pandemia da Covid-19, é recomendável que o profissional da Área de Saúde adote ações preventivas e adaptativas ao cenário com máxima brevidade, de modo a preservar o fluxo de caixa positivo e evitar consequências inesperadas, como o endividamento decorrente a significativa e provável perda de renda.

Renegociar dívidas e contratos relacionados à Clínica (aluguel, franquia, fornecedores) ou à vida pessoal (escola dos filhos, juros bancários) é uma atitude necessária frente ao estado de calamidade pública decretado no país, bem como da impossibilidade das pessoas em cumprir de modo regular suas obrigações[10].

A depender do modelo de contratação avençada, é possível solicitar a suspensão temporária no cumprimento da obrigação contratual, ou até, em determinados casos, a rescisão do contrato. No entanto, é sempre recomendável a prévia negociação, pois se uma das partes tem dificuldade para realizar um pagamento em virtude das consequências econômicas da pandemia, pode sinalizar este fato para que possam deliberar sobre um novo acordo mais coerente com o contingenciamento econômico imposto.

> *Como alguns contratos preveem multas e juros em caso de inadimplemento ou atraso de pagamento de parcelas, é prudente formalizar, por escrito, e o quanto antes, a solicitação de renegociação do acordo desejado.*

Dado o caráter emergencial da crise, existe intenção do poder público em criar regras transitórias que suspendam temporariamente algumas exigências legais, tais como o Projeto de Lei 1018/20 em tramitação no tempo de redação dessa obra, de autoria do Deputado Alencar Santana Braga (PT-SP), com intenção de suspender, pelo tempo que durar a pandemia Covid-19, a cobrança de contratos particulares, como aluguéis, financiamentos, empréstimos, cheque especial, cartão de crédito e ajustes firmados entre empresas e a aprovação pelo Senado Federal (03/04/2020) da possibilidade de renegociação de contratos, flexibilizando as regras das relações jurídicas privadas[1]. O PL 1.179/2020, (Sen. Antonio Anastasia – PSD-MG), procura atenuar as consequências socioeconômicas da pandemia, de modo a preservar contratos e servir de base para futuras decisões judiciais[2].

Redução de despesas pela composição de sociedades

As despesas que em tempos normais eram aceitáveis para manter as Clínicas ativas e gerar um livro-caixa demonstrando rendimentos, frente à situação de recessão podem passar a representar um ônus superior às entradas de capital do negócio, de modo com que as operações financeiras dos Serviços de Saúde passam a ser deficitárias. Pensar em unir esforços com um colega, na forma de sociedade pode ser uma opção para solidarizar interesses comuns. Entretanto, esta relação requer a observação de algumas regras.

Para que a sociedade tenha maior chance de sucesso, o sócio deve ser escolhido pelo valor que pode agregar ao negócio, não por amizade ou parentesco. Em geral, duas variáveis motivam a procura por um sócio: técnicas e financeiras. A complementaridade de competências gera valor à organização, a divisão do investimento alavanca o negócio e reduz o rico individual. Se a constituição de uma sociedade pode trazer benefícios como o aporte de recursos de cada sócio, outras características não menos importantes também devem ser consideradas:

a) Formação semelhante – a linha técnico-filosófica dos sócios deve ser semelhante para facilitar a comunicação em relação às condutas e objetivos adotados;

b) Confiança – falta de confiança é sinônimo de alto risco para a dissolução da sociedade;

c) Aceitação mútua – virtudes e defeitos devem ser reconhecidos;

d) Objetivos em comum – os sócios devem priorizar o desenvolvimento da clínica-empresa num mesmo sentido, acima das intenções pessoais;

e) Complementaridade – as diferentes habilidades profissionais devem se potencializar;

f) Contrato legal – antes de dar início à sociedade, a previsão sobre o modo de funcionamento e da dissolução da empresa deve estar pactuada;

g) Comunicação – troca de informações sobre temas conflituantes, deve fazer parte da rotina dos sócios.

Se os problemas de investimento e a divisão do trabalho podem ser resolvidos com a formação de uma sociedade, também é verdade que as decisões tornam-se mais complexas frente ao risco de conflitos. Por este motivo, a sociedade deve apresentar coesão interna em torno dos princípios, crenças e valores, de modo a reforçar o vínculo de lealdade entre os sócios. Reuniões de planejamento em que todos possam apresentar suas ideias e sugestões para melhorar os processos da organização são oportunidades para avaliar se as partes possuem visão e objetivos pessoais semelhantes. Entretanto, a cordialidade não deve se tornar um contrassenso à assertividade exigida na negociação de uma sociedade. Esta característica pode tornar difícil o ato de questionar, de modo objetivo e impessoal, a real aptidão pessoal ou de um terceiro para compor o quadro societário.

> *A complacência do tratamento entre amigos não pode existir no ambiente de negócios. Os profissionais devem se conhecer de modo formal.*

Um modo para reconhecimento mútuo é o pacto de exibição recíproca de certidões negativas de toda ordem, acompanhado do diálogo franco acerca da expectativa quanto ao negócio para identificar os pontos de concordância e discordância sobre a sociedade. É preciso observar como as partes reagem frente a problemas e impasses e se existe diferenças sociais e culturais que possam influenciar um relacionamento futuro. Deixar de avaliar a história pregressa em todos os planos (pessoal, familiar, comercial, creditício e patrimonial), bem como as características vocacionais, a capacidade de comprometimento com as atividades da organização e de aporte de capital, podem ser fatores de comprometimento do futuro da organização.

Também é interessante redigir um contrato com as garantias de preservação das condições ideais de permanência na sociedade, abordando questões como participação da família no negócio, retirada do prolabore de cada sócio e regras de sucessão (uma lista de pretensões inegociáveis face à sociedade). Em que circunstância e condições seriam arbitradas a saída de um dos sócios de modo a evitar danos desnecessários à organização?

> *É prudente lembrar que muitas questões negligenciadas no marco zero da associação costumam reaparecer com gravidade nos momentos de crise societária*[6].

Replanejamento financeiro

A rotina financeira dos profissionais representa outra variável a ser considerada no período de recessão. Por prudência, os níveis de gastos pessoais devem ser adequados à redução da atividade econômica. Trata-se de administrar recursos escassos para satisfazer uma gama de desejos e necessidades estimuladas de modo constante. Este fenômeno obriga a sociedade a decidir quais são as prioridades e necessidades (Fig. 4.1)[10].

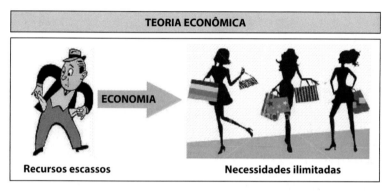

Figura 4.1 Um dos principais problemas da economia é a administração de recursos escassos para satisfazer necessidades ilimitadas estimuladas pelo sistema capitalista (Fonte: Silva e Malacarne[10]).

Quando se gasta mais em consumo do que o valor da renda ocorre o *déficit financeiro* ou *fluxo de caixa negativo* e a dívida presente estará relacionada de modo direto à restrição do consumo no futuro. Em outras palavras, decisões erradas de consumo nos momentos de restrição poderão comprometer a qualidade de vida do profissional por vários meses ou anos, ou mesmo postergando sua aposentadoria, devido ao pagamento de dívidas que agregam as altas taxas de juros ao seu montante.

Em relação à gestão clínica, é importante lembrar que misturar finanças pessoais com as do negócio também pode gerar problemas financeiros, no futuro. Por exemplo, usar o cheque especial ou cartão de crédito para financiar as atividades do negócio poderão dar a falsa impressão de que o fluxo de caixa está positivo. Neste caso o profissional postera a adoção de medidas corretivas para alcançar o equilíbrio econômico, agravando a situação e comprometendo sua situação pessoal e profissional.

Ainda sobre estratégias para preservar a saúde financeira da Clínica, no ambiente de um mercado no qual existe tendência à redução da taxa de lucro devido à recessão, a redução de preços das intervenções deve ser adotada com prudência, pois pode modificar o perfil do público da clínica no futuro. Se a estratégia for permanente, um perfil de clientes que abdicam da qualidade para obter preços mais baixos, em geral, nos momentos de crise também deixarão de pagar, aumentando a inadimplência da clínica, pressionando negativamente o caixa[4].

Resgatar inadimplências de pacientes

Em virtude de possível solicitação de descontos ou parcelamentos de pagamentos por parte dos pacientes, além de eventual inadimplência por tratamentos já efetuados, a recomendação é renegociar os débitos, de modo a manter a clínica em atividade, mesmo com menor rentabilidade.

A renegociação de dívidas com pacientes deve ser feita em aditivo ao contrato firmado entre as partes no início do tratamento, de modo a não ocorrer desentendimentos futuros sobre valores e condições acordados.

Poderá haver casos de pacientes que não retornarão à clínica por questões econômicas, o que pode configurar *abandono de tratamento*. Nestes casos, é sugerido contatar o paciente para renegociar o tratamento e as condições de pagamento, pois é mais fácil manter o cliente do que conquistar um novo. Sugere-se que esta comunicação também seja realizada por escrito ou mediante outro meio de registro (inclusive os digitais), que possa ser registrada no prontuário clínico.

> *O objetivo dessas ações é concentrar esforços no ser humano, conforme rege a natureza das profissões da saúde.*

Caso o profissional não disponha de tempo ou conhecimento para renegociações contratuais com pacientes, poderá procurar um facilitador especializado em negociação e mediação de conflitos, que abrirá campos de diálogo entre as partes para que a melhor solução possa ser alcançada. Esta conduta, quando tratada de modo profissional, poderá ser incluída entre as ações de marketing da clínica.

Intensificar Ações de Marketing

Marketing é o elo entre as clínicas e o mercado (pacientes). O objetivo primário do planejamento de marketing é identificar oportunidades e demandas insatisfeitas, seja pela ineficiência das próprias clínicas ou dos concorrentes e satisfazê-las. O ponto fundamental do planejamento dessas ações é reconhecer as necessidades e desejos do cliente de modo claro quando este não está plenamente compreendido.

> Em tempos de Crise, como a deixada pela passagem do novo coronavírus, a sobrevivência de qualquer negócio dependerá do uso consciente e certeiro das ferramentas de marketing.

O desenvolvimento da estratégia de marketing da clínica deve iniciar pela definição da sua orientação. Qual o objetivo? Atender 10 clientes a 100 Reais ou um cliente a 1.000 Reais? Seria mais adequado às características do mercado agregar valor ao serviço prestado ou oferecer procedimentos simples e básicos? As respostas definirão quais as ações de marketing adequadas para uma campanha voltada ao novo cenário[10].

Considerando a orientação de marketing, dois grandes segmentos podem ser identificados quanto ao comportamento de consumo: de massa e de nicho. Em 1897 o sociólogo e economista Vilfredo Preto estudou a distribuição da riqueza na sociedade inglesa do século XIX e observou que 20% da população era detentora de 80% da riqueza, proporção que se mantinha quando observadas as sociedades de outros países[10]. O autor denominou sua observação como fenômeno da *Cauda Longa*, pois os dados levantados, quando representados de modo pictórico, assumiam a distribuição de frequências em ordem decrescente, assemelhando-se a uma cauda longa (*long tail*). O termo foi adotado pela área de estatística para identificar a *Curva de Pareto*; no empreendedorismo o conceito passou a ser utilizado para definir prioridades de investimentos e planejamento de marketing (Gráfico 4.1).

Num primeiro momento, o gráfico permite distinguir dois grandes segmentos de mercado: de massa e de nicho. O primeiro representado por 80% da população com menor poder aquisitivo, o segundo por 20% da população detentora de maior poder aquisitivo.

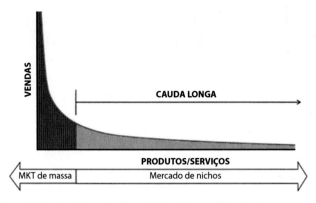

Gráfico 4.1 Curva de Pareto evidenciando os nichos de mercado situados na cauda longa (Fonte: Silva e Malacarne[10]).

- **Mercado de massa** – as necessidades dos consumidores são atendidas de modo parcial e o produto ou serviço não personalizado reduz os custos do processo. Para o desenvolvimento do marketing de massa, dados sócio-econômicos e de comportamento, gerais devem ser utilizados. O produto/serviço é associado a uma mensagem e marca forte;
- **Mercado de nicho** – voltado a nichos de mercado com características específicas. O produto/serviço satisfaz mais intensamente o cliente por ser personalizado, em consequência sua produção/desempenho tem maior custo. Para o desenvolvimento do marketing de nicho uma base de dados é necessária para organizar todos os dados sobre o cliente, possibilitando a individualização do serviço. A atualização desta base de dados deve ser frequente, pois os hábitos e renda dos consumidores (perfil do cliente) podem se alterar de modo rápido.

A definição sobre qual segmento que se deseja atuar é um dos fatores determinantes para eficiência das estratégias de marketing. Por fim, vale considerar que a auto-percepção sobre a qualidade superior dos serviços clínicos nem sempre é compartilhada pelos clientes, daí a necessidade de interagir com os consumidores que experimentam as intervenções para conhecer a real percepção deles.

> É o conjunto integrado de iniciativas (renegociação de dívidas, redução de despesas, replanejamento financeiro, ações de comunicação) que facilitará ao profissional superar qualquer período de escassez.

Seu objetivo é alcançar melhor condição de vida futura, em particular, na fase de aposentadoria, quando as atividades profissionais não representam uma fonte de renda.

Preparando a aposentadoria

A preparação para a aposentadoria requer o equilíbrio entre os dois fatores: o consumo imediato e o consumo futuro. Considerando que para a maioria das pessoas o capital é um recurso escasso, significa dizer que consumir quando jovem (fase produtiva) determinará um menor consumo na idade avançada[5,9].

Para assegurar um futuro tranquilo, a primeira decisão do empreendedor em fase produtiva é definir o percentual a ser poupado. Aqueles que têm emprego fixo (13º salário, férias e FGTS) a referência de poupança é o valor próximo a 10% do salário ao mês. Para os profissionais autônomos a estratégia, calculada sobre a renda anual (devido às variações mensais), deve ser mais conservadora, aproximando-se de 30%, visto que não podem contar com os benefícios trabalhistas[7].

Observando a redução das taxas de juros nos últimos anos e considerando a imprevisibilidade do longo prazo se faz necessário adotar medidas para compensar o menor retorno dos investimentos. As opções para se adaptar ao cenário incluem: postergação da aposentadoria, aumento do aporte mensal destinado à aposentadoria, redução do consumo imediato, adequação da qualidade de vida futura (mudança para cidades menores e de menor custo de vida podem aumentar a qualidade de vida na aposentadoria com o mesmo capital)[10].

Além do acúmulo de riqueza o empreendedor pode se preparar para a aposentadoria associando os benefícios dos planos de previdência privados e públicos. A *Previdência Social* (Previdência Pública) é um tipo de *Seguridade Social* destinado a estabelecer um sistema de proteção social mediante contribuições, de modo a proporcionar meios de subsistência ao segurado e sua família quando ocorrer certa contingência prevista em Lei (incapacidade, desemprego involuntário, idade avançada, tempo de serviço, encargos familiares, prisão ou morte daquele que se dependia economicamente) (Diagrama 4.1)[10].

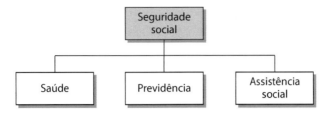

Diagrama 4.1 A Previdência Social é um seguro que garante a renda do contribuinte e de sua família em casos de doença, acidente, gravidez, prisão, morte e velhice. Oferece vários benefícios que juntos garantem tranquilidade presente e asseguram um rendimento futuro. Para ter essa proteção é necessário se inscrever e contribuir todos os meses (Fonte: Silva e Malacarne[10]).

Três regimes compõem o sistema previdenciário no Brasil, cada qual voltado a grupos específicos da sociedade: *Regime Geral de Previdência Social* (RGPS), *Regime Próprio da Previdência Social* (RPPS) e o *Regime de Previdência Complementar* (RPC) (Quadro 4.1).

Quadro 4.1 Regimes previdenciários brasileiros.

REGIMES DO SISTEMA PREVIDENCIÁRIO		
Regime	**Segurados**	**Administrador**
RGPS	Trabalhadores do setor privado Funcionários públicos celetistas	INSS
RPPS	Funcionários públicos estatutários Militares federais	Governo
RPC	Aberto a todos (optativo)	Fundos de pensão

O RGPS compreende tanto segurados obrigatórios como os facultativos. São segurados obrigatórios os empregados, os autônomos e os empresários. Estes são vinculados de modo obrigatório ao Regime pelo simples fato de exercerem atividade remunerada. O profissional da área da saúde pode assumir qualquer uma destas figuras. Os segurados facultativos são aqueles que, não sendo obrigatórios, desejam ingressar no regime com a intenção de receber os benefícios disponibilizados. Os profissionais da Área de Saúde podem ser segurados facultativos quando estão na situação de desempregados ou quando se dedicam em tempo integral a um curso de pós-graduação, desde que não estejam vinculados a qualquer outro regime previdenciário. Entre os benefícios previdenciários estão (Quadro 4.2):

Quadro 4.2 Benefícios concedidos pela previdência pública no Brasil.

Benefício	Descrição
Auxílio-doença	Incapacidade provisória para funções laborais
Auxílio-acidente	Indenização por acidente de trabalho ou outro
Aposentadoria por invalidez	Incapacidade para o exercício do trabalho
Aposentadoria por tempo de contribuição	Benefício após o tempo mínimo de contribuição
Aposentadoria por idade	Concessão ao segurado ao atingir idade avançada
Aposentadoria especial	Decorrente do exercício em condições prejudiciais
Pensão por morte	Benefício aos dependentes pela morte do segurado
Salário maternidade	Concessão à segurada-gestante, por adoção ou guarda
Auxílio reclusão	Benefício aos dependentes de segurados detentos ou reclusos

O principal benefício dos Regimes é a aposentadoria, para obtê-lo existem diversas possibilidades:

- **Aposentadoria por tempo de contribuição** – esta modalidade de aposentadoria pode ser integral ou proporcional. A aposentadoria integral é concedida com a comprovação de, no mínimo, 35 anos de contribuição para homens e 30 anos para mulheres. O valor do benefício concedido para aposentadoria integral é de 100% do salário do benefício, porém o segurado só terá direito se estiver em dia com as suas contribuições mensais. Para os segurados que já estavam vinculados ao RGPS antes de 16 de dezembro de 1998 ainda é permitida a aposentadoria proporcional, desde que respeite dois requisitos: tempo de contribuição e idade mínima. Os homens podem requerer aposentadoria proporcional aos 53 anos de idade e 30 anos de contribuição, mais um adicional de 40% sobre o tempo que faltava em 16 de dezembro de 1998 para completar 30 anos de contribuição. As mulheres têm direito à proporcional aos 48 anos de idade e 25 de contribuição, mais um adicional de 40% sobre o tempo que faltava em 16 de dezembro de 1998 para completar 25 anos de contribuição. A aposentadoria por tempo de contribuição é irreversível e irrenunciável, a partir do primeiro pagamento o segurado não pode desistir do benefício;

- **Aposentadoria por invalidez** – concedida nos casos de doença ou acidente para aqueles que forem considerados incapazes ao exercício de qualquer atividade que garanta a subsistência, sendo paga enquanto o segurado permanecer nesta situação. O aposentado por invalidez é obrigado a se submeter à perícia médica da Previdência Social de dois em dois anos para não ter o benefício suspenso;
- **Aposentadoria por idade** – têm direito ao benefício os trabalhadores urbanos do sexo masculino a partir dos 65 anos e do sexo feminino a partir dos 60 anos de idade. Ainda é necessário que o segurado tenha um número mínimo de contribuições para solicitar o benefício. Os trabalhadores urbanos inscritos na Previdência Social a partir de 25 de julho de 1991 precisam comprovar 180 contribuições mensais.
- **Aposentadoria especial** – os profissionais que realizaram contribuições previdenciárias pelo RGPS (INSS) anteriores a 1995 possuem o direito adquirido de ter o referido período reconhecido como atividade especial para fins de aposentadoria, portanto de acrescer a cada ano de trabalho um percentual de 40% (a contagem do período de contribuição deverá contabilizar 1 ano, 4 meses e 26 dias para cada ano contribuído). Este benefício decorre do fato das profissões da área da saúde serem consideradas pela legislação da época como insalubres, independente de qualquer comprovação sobre o agente nocivo ao qual o profissional estaria exposto.

Para as atividades exercidas depois de 1995 é exigida a efetiva comprovação de que o profissional trabalhou em ambiente insalubre onde manteve contato direto e permanente com materiais infectocontagiosos e radiação ionizante, para obter o direito à aposentadoria integral por tempo de serviço ao completar 25 anos de serviço. O benefício deverá ser requerido junto ao INSS, entretanto o Poder Judiciário com frequência necessita ser instado para buscar o reconhecimento deste direito.

> *Com a pandemia Covid-19 um novo entendimento a respeito da insalubridade surge em favor dos profissionais a partir do momento em que cinco milhões de profissionais de saúde de 14 categorias, entre eles médicos, enfermeiros, psicólogos e dentistas, foram convocados pelo Ministério da Saúde para atuar no combate ao coronavírus.*

A Portaria MS 639/20 não deixa dúvida e reitera a insalubridade da atividade dos profissionais da saúde[3].

Além disto, a sociedade irá reconhecer que os profissionais da área de saúde são aqueles que estão expostos aos riscos de adoecerem durante a pandemia e futuramente, no exercício de suas atividades (Gráfico 4.2).

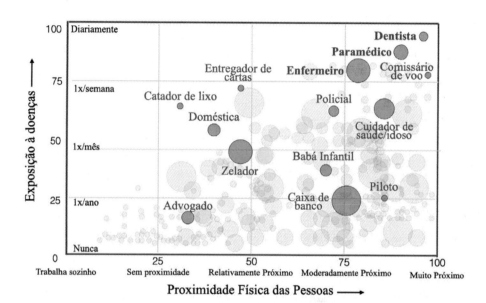

Gráfico 4.2 Exposição ao risco de contrair a Covid-19, a partir do exercício da atividade profissional. Na linha horizontal, está representada a proximidade física entre as pessoas e na linha vertical, a probabilidade média de exposição à doença, em percentagem e frequência. O tamanho dos círculos representa o número de profissionais em atividade, em proporção aos demais trabalhadores. Cirurgiões-dentistas, paramédicos e enfermeiros se encontram nitidamente destacados entre os profissionais com maior risco de serem contaminados. (Adaptado de The New York Times[11])

Considerações finais

Vários cenários são propostos sobre as possíveis mudanças que a pandemia Covid-19 poderá causar. Se este cenário será melhor ou pior, não sabemos; mas com certeza, será diferente! Esse fenômeno será tão impactante na Humanidade que os historiadores já o estão definindo como o próximo marco divisório dos tempos da História contemporânea.

Entender as mudanças e analisar cenários é essencial para replanejar o futuro, pois muitas das tendências que levariam anos para serem sedimentadas poderão ocorrer poucos em meses. Educação à distância, hábitos sustentáveis, preferência por empresas com responsabilidade social, redução do consumo, *home office* (trabalho em casa), empatia e solidariedade entrarão em evidência. No campo do profissional da saúde, os serviços de saúde executado em clínicas menores, mais tecnológicas (telessaúde) e personalizadas, com gestão eficiente (clínicas-empresas)[9] terão mais espaço a partir de agora.

> *As mudanças não acontecerão naturalmente ou de modo homogêneo para todos os profissionais. Estas serão diferentes de acordo com o planejamento e esforço de cada um para a readaptação, pois não existirá ganho sem muito trabalho.*

O caminho para prosperar passará por intensa disciplina e profissionalismo. Um estilo de vida caracterizado por trabalho, perseverança, planejamento e, sobretudo, autoconhecimento. Nesse sentido, assume importância o planejamento da carreira, a gestão da clínica e o preparo da aposentadoria, pois replanejar o presente e se preparar para o futuro é a principal ordem no aspecto social e profissional. Aqueles que compreenderem antes esta necessidade, sempre terão maiores oportunidades.

Referência bibliográficas

1. Brasil. Camara dos Deputados. PL 1018/2020. Suspende a Cobrança dos Pagamentos em Contratos Particulares Vigentes. Disponível em: https://www.camara.leg.br/propostas-legislativas/2242036. Acesso em 21/04/2020-a.
2. Brasil Senado Federal. PL 1179/2020. Dispõe Sobre o Regime Jurídico Emergencial e Transitório das Relações Jurídicas de Direito Privado (RJET) no Período da Pandemia do Coronavírus (Covid-19). Disponível em: https://www25.senado.leg.br/web/atividade/materias/-/materia/141306. Acesso em 21/04/2020-b.
3. Brasil. Diário Oficial da União. Portaria 639/2020. Dispõe Sobre a Ação Estratégica "O Brasil Conta Comigo – Profissionais da Saúde". Disponível em: http://www.in.gov.br/en/web/dou/-/portaria-n-639-de-31-de-marco-de-2020-250847738. Acesso em 21/04/2020-c.
4. Castro, PR. Dois Caminhos para o Brasil Envelhecente. Revista Veja. Nossa Economia. n. 602, 30/11/2009.
5. Ferreira, FM, Speri C., Daijá K. Tributação no Empreendimento Odontológico. In: SILVA, R. H. A. Orientação Profissional para o Cirurgião-dentista: Ética e Legislação. São Paulo:Santos, 2010. 594 p.
6. Geaverd J. Manual do Sócio. Curitiba: Ithala, 2010, 201p.

7. Rocha, CHM. Profissionalização x Modernização: Um Estudo de Caso de Uma Empresa Familiar do Setor Têxtil. In: Encontro Nacional da Associação de Pós-graduação em Administração [Anais]. Salvador (CD-ROM), 2002.
8. Silva AA, Malacarne GB. Documentos da Clínica Odontológica. Jornal Brasileiro de Ortodontia e Ortopedia Facial. Curitiba. 4(22):311-16, 1999.
9. Silva AA. Prática Clínica Baseada em Evidências. São Paulo:Gen, 2009.
10. Silva AA. Malacarne G. Empreendedorismo para a Área da Saúde. Amazon. 2014.
11. Gamio, L. The New York Times. The Workers Who Face the Greatest Coronavirus Risk. Disponível em: https://www.nytimes.com/interactive/2020/03/15/business/economy/coronavirus-worker-risk.html. Acesso em 21/04/2020.

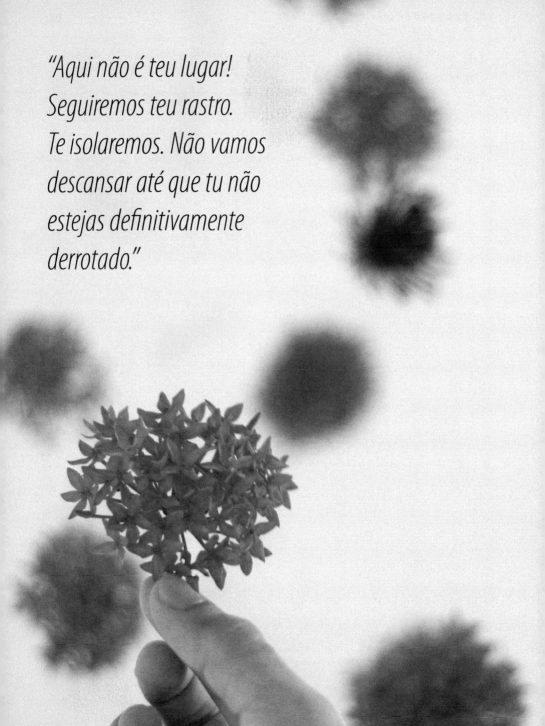

"Aqui não é teu lugar! Seguiremos teu rastro. Te isolaremos. Não vamos descansar até que tu não estejas definitivamente derrotado."

capítulo 5

Controle da Transmissão da Covid-19: Experiência Técnica no Município de Farroupilha (Rio Grande do Sul – Brasil)

André Luciano Pasinato da Costa

O dia 11 de março de 2020 foi um dia agitado. A Organização Mundial da Saúde (OMS) declarou o *status* de Pandemia Mundial pelo novo coronavírus e, exatamente no mesmo dia, foi detectado o primeiro caso suspeito de Covid-19 no município de Farroupilha, Rio Grande do Sul. Oito dias depois conhecemos o resultado do exame desse homem, realizado pelo Laboratório Central de Saúde Pública do Rio Grande do Sul, o qual havia atestado positivo para a doença. Já no dia 20 de março, diante do diagnóstico de nosso paciente número um, a Secretaria de Saúde iniciou a orientação a respeito do afastamento social aos moradores. Nossa história de combate ao surto da cidade dava início naquele momento.

A experiência que vou relatar se iniciou em 27 de março de 2020. Naqueles dias, a informação sobre a Covid-19 era abundante, mas, no Brasil, tudo era muito recente. Após uma semana de isolamento obrigatório, observei como o vírus se comportou em outros países e julguei que deveria haver uma segunda opção para o enfrentamento da pandemia. Depois de me reunir com alguns colegas, amigos e empresários, fui encaminhado para conhecer o grupo responsável pelo controle do novo coronavírus no município. Após a primeira reunião, apresentei minhas observações ainda primárias, mas embasadas e, quase que imediatamente, fui integrado à equipe de Gestão e Controle da Pandemia (Comitê de Atenção ao Coronavírus).

A cidade de Farroupilha fica no Estado do Rio Grande do Sul. Está localizada na região metropolitana da Serra Gaúcha e é a terceira maior cidade da região, com uma população de pouco mais de 70.000 habitantes. É uma cidade relativamente pacata, mas com uma economia pujante, sendo a indústria a maior responsável pelo seu crescimento, na qual o setor metal mecânico é um dos expoentes, seguido pelo segmento de embalagens. Os comércios atacadistas e varejistas também contribuem significativamente, seguidos pela agricultura e serviços. Seu povo aparentemente teria um comportamento colaborativo e resiliente diante do estado de isolamento social obrigatório.

Mas, como em todo lugar, algumas pessoas demonstraram ser resistentes às medidas que exigiam uma atitude proativa, como aquela que demanda a necessidade de deixar de sair de casa e de praticar as atividades do dia a dia. Era difícil fazer a população entender a importância de permanecer em suas casas. Parece que muitas pessoas ignoravam a gravidade da situação e agiam com total normalidade, incluindo vários senhores e senhoras com idade avançada, sabidamente dos grupos que corriam o risco de serem mais gravemente acometidos pela doença.

> O exemplo da Farroupilha, o controle e a gestão da Covid-19 podem inspirar atuais e futuros governantes e profissionais de saúde no combate a futuras ações coletivas de combate a enfermidades coletivas.

Ninguém havia passado por uma situação parecida à chegada de uma pandemia. Tudo que sabíamos sobre a Covid-19, naquele momento, estava baseado nos artigos científicos publicados até o momento, nas notícias de jornais internacionais e nas normas técnicas divulgadas pelas autoridades competentes (Ministério da Saúde – MS e Organização Mundial da Saúde – OMS). No contexto de uma pandemia que se aproximava, sabíamos que os governantes de outros países anteriormente atingidos haviam instituído o isolamento social como sendo a imediata e mais importante medida de contenção da doença. Mas havíamos decidido seguir por outro caminho.

Comitê de atenção ao coronavírus: dias iniciais

No Município de Farroupilha, assim como em todos os lugares do mundo, a chegada da pandemia pelo novo coronavírus trazia grave risco de que a demanda por atendimento viesse a sobrecarregar o sistema de saúde. Tínhamos que considerar que Farroupilha era referência no atendimento para 34 municípios na região da serra e do estado. Naquele momento, de início de pandemia, nosso sistema de saúde se encontrava com apenas 8 leitos de UTI, todos ocupados por outras afecções. Porém, o município possuía uma Unidade de Pronto Atendimento (UPA) ainda não ativa, onde foi possível construir de forma rápida uma unidade de atendimento exclusivamente direcionada aos novos casos de Covid-19, permitindo disponibilizar uma enfermaria com mais 20 leitos para o atendimento. Nossos cálculos mostravam que o crescimento desordenado de doentes nos obrigaria a dobrar o número de leitos de UTI de forma a atender a demanda da região, da qual somos referência. Os empresários locais, em um gesto de solidariedade, doaram ao hospital os valores necessários para a compra de cinco novos respiradores.

> *Estávamos nos equipando para a ascensão da curva pandêmica e precisávamos ganhar tempo.*

Desde o princípio, aprendemos que, a partir das notícias da aproximação da pandemia, seria preciso considerar as medidas de isolamento social. Mas sabíamos que a efetividade dessa medida dependeria de duas diretrizes fundamentais: a primeira, que deveria ser instituída o mais precoce possível (já tínhamos nosso primeiro caso confirmado e precisávamos agir rapidamente). E a segunda é que a adesão da população na restrição de contato social teria que ser efetiva em pelo menos 70% dos habitantes.

Como já dissemos, as autoridades e as entidades civis decidiram pelo isolamento social (*lockdown* horizontal) a partir do dia 20 de março, instituindo o fechamento de todo o comércio e de todas as atividades não essenciais na intenção de restringir ao máximo a circulação de pessoas nas ruas, a exemplo das demais regiões do Estado. A fiscalização foi realizada pela secretaria de saúde por meio de seus fiscais, em conjunto com a vigilância sanitária e da brigada militar. Naquele momento, em que estávamos nas primeiras semanas da pandemia, não existiam testes rápidos disponíveis. Sabíamos que, ao promover o afastamento social, deslocaríamos o *pico de infecção*, ao longo do tempo, prolongando a permanência do vírus circulando entre os cidadãos.

Nossa principal preocupação com o bloqueio das atividades ditas *não essenciais* era a mesma de todas as cidades, estados e países do mundo: não tínhamos parâmetros para saber se o município estaria preparado para as possíveis repercussões socioeconômicas negativas e psicológicas como resultado de um *lockdown* prolongado. Logo após 12 dias, notamos que a adesão da população às regras de permanecerem em suas casas seria mais difícil do que parecia.

> *O afastamento social de parte significativa da população é uma utopia em uma democracia pouco habituada a atitudes impositivas.*

O inevitável retorno às atividades

Conforme as informações disponíveis, sugere-se que a transmissão pessoa a pessoa do novo coronavírus responsável pela Covid-19 ocorre por meio de gotículas respiratórias, que são expelidas durante a fala, tosse ou espirro e por contato com as superfícies contaminadas por essas gotículas. Qualquer pessoa que tenha contato próximo (menos de um metro) com um indivíduo infectado com o novo coronavírus (estando com sintomas ou não) está em risco de ser também infectada e apresentar um quadro de infecção.

No comando de uma doença que apresentava alta transmissibilidade, como a Covid-19, os governantes e gestores de saúde locais compreenderam que seria inevitável a disseminação do vírus na cidade. Passada a chegada das primeiras notificações, seria muito mais estratégico *enfrentar, controlar e rastrear os novos casos, baseando-se na identificação precoce de casos e no isolamento de doentes*, do que ficar esperando o achatamento e o declínio da curva pandêmica. Naquele momento, nosso sistema de saúde já se encontrava preparado para dar assistência a possíveis internações que deveriam surgir a qualquer momento.

Era certo que estávamos em um contexto onde preponderava a dificuldade extrema de colaboração às medidas de isolamento social. A partir de informações científicas (decisões baseadas em evidências, Capítulo 3), acreditamos que seria possível reduzir a taxa de contaminação dos habitantes, mesmo com a retomada gradual das atividades no município.

> *Na verdade, usaríamos o retorno às atividades ao nosso favor.*

Acreditávamos que seria muito mais sensato contar com a colaboração dos empresários e habitantes, desde que eles estivessem trabalhando (pois assim poderíamos exigir determinadas medidas preventivas e de rastreamento de possíveis infectados), do que com uma ilusória decisão de permanência da população em casa.

Voltamos a nos reunir para buscar alguma alternativa que encontrasse um ponto de equilíbrio entre a abertura das atividades, sem colocar em risco o sistema de saúde do município. No dia 9 de abril, contrariando o decreto que instituía o isolamento obrigatório do Estado, o prefeito Dr. Claiton Gonçalves (Fig. 5.1) acatou a decisão de instituir o chamado *Isolamento Humanitário* para a cidade, que será descrito a seguir.

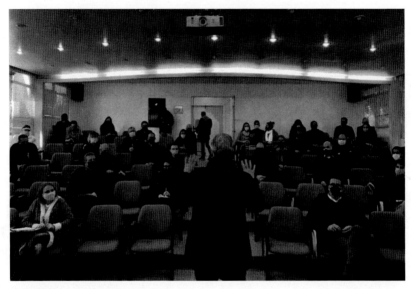

Figura 5.1 Reunião realizada no salão nobre da prefeitura da cidade de Farroupilha, com Claiton Gonçalves, médico e prefeito da cidade, à frente das diretrizes do plano de Isolamento Humanitário.

Isolamento humanitário

Um decreto instituído pelo Estado do Rio Grande do Sul foi publicado no dia 1º de abril com uma série de medidas restritivas a serem obrigatoriamente adotadas pelos municípios. Estes, por sua vez, estariam permitidos a adotar somente medidas ainda mais restritivas do que as dispostas no texto anunciado pelo governo estadual.

Farroupilha se posicionou de maneira diferente. O Isolamento Humanitário instituído pela prefeitura logo no início de abril se debruçava na retomada gradual de atividades, adotando uma série de mecanismos sanitários previstos para o funcionamento das atividades. Essa normativa instituiu atitudes que orientavam a circulação da população e de atendimento ao público, para o comércio, serviços e indústria. Por exemplo, o decreto permitiu a entrada de clientes nos estabelecimentos em até 30% da ocupação máxima prevista, respeitando o distanciamento interpessoal mínimo de dois metros. A medição de temperatura na entrada de estabelecimento também se fez obrigatória. Somente teriam acesso aos centros de compras, aqueles que estiverem fazendo uso de EPIs e em consonância com as demais regras preventivas[1].

O Isolamento Humanitário também seguiu os parâmetros instituídos pelo Ministério da Saúde, os quais, por sua vez, baseavam-se no *"isolamento social de alguns grupos específicos da população, tais como idosos com mais de 60 anos de idade, crianças com menos de 10 anos, pessoas com doenças crônicas ou condições de risco"*.

Apesar de inicialmente haver controvérsias sobre o uso de máscaras[2] com respeito a sua efetividade no bloqueio da transmissão, em Farroupilha, qualquer pessoa em trânsito pela rua, seja em meio de transportes ou caminhando ao ar livre ou dentro de estabelecimentos, deveria usá-la obrigatoriamente. Tal procedimento, em pouco tempo depois se tornou obrigatório em praticamente todo o País e muito provavelmente se tornará hábito por muito tempo em quase todo o mundo.

Também foi criada uma importante ferramenta de comunicação e diagnóstico do georreferenciamento dos casos de Covid-19 da cidade[2]. O *Painel Covid-19* serviu para o monitoramento diário dos casos no município, onde o cidadão poderia acessar todas as informações pertinentes sobre os casos já confirmados, recuperados, suspeitos ou que vieram a óbito (Fig. 5.2).

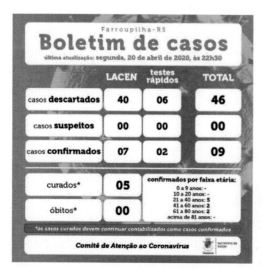

Figura 5.2 Atualização de casos da Covid-19 no dia 29 de abril de 2020 Somente sete casos de pacientes infectados teriam sido confirmados até esta data e nenhum óbito foi registrado tendo como causa a Covid-19.(Fonte: Painel Covid-19 in http://farroupilha.rs.gov.br/coronavirus/).

> *As atitudes adotadas, em parte, contradizem os decretos de isolamento social impostos pelo governo do Estado, porém embasado cientificamente e amparado juridicamente.*

Para muitos defensores do isolamento social, sempre poderá parecer contraditório que a volta das atividades no meio de uma pandemia de origem respiratória nunca seria uma escolha sensata. Assim também pensou o Ministério Público (MP), que não impediu que fosse ajuizada uma Ação Direta de Inconstitucionalidade contra o município de Farroupilha[3]. Embora tenha trazido algum desconforto inicial à gestão, a ação do MP foi respondida à altura. Na verdade, esta Ação não teve prosseguimento. Isto porque, embora o Isolamento Humanitário aparentemente afrouxasse as medidas de afastamento social, em sua essência, as ações dela emanadas foram comprovadamente mais rigorosas e restritivas do que o próprio isolamento decretado pelo Estado.

Mas pensávamos também no problema da chegada do inverno no Brasil. É claro que, se mantivéssemos as pessoas em casa, prevaleceria a ocorrência de menos casos infectados do que se elas estivessem circulando nas ruas. Só que a permanência da curva por muito meses não favoreceria porque o clima no Sul é diferente de outras regiões do Brasil. Farroupilha apresenta uma sazonalidade similar à observada nos países de clima temperado e estamos habituados com a ocorrência de diversas doenças respiratórias nos meses de junho-julho, com mais "doentes habituais" frequentando os postos de saúde e hospitais nesta época. Este seria um quadro que poderia sobrecarregar o sistema público de saúde, pois seria evidente que o ápice da ocorrência dos casos da Covid-19 coincidiria com os picos de outras doenças respiratórias.

> *Apostávamos nos princípios do Isolamento Humanitário para antecipar a Curva Pandêmica de forma controlada e conseguir preservar o Sistema de Saúde do município no momento que mais precisaríamos dele.*

Compreendemos que isso seria uma grande responsabilidade, pois a saúde e a vida dos cidadãos estavam em jogo. Já havíamos nos precavido junto ao poder público de forma a organizar as ações buscando realizar o aumento da capacidade de atendimento instalada no município aos possíveis futuros pacientes que chegariam a necessitar de internação hospitalar. A retomada supervisionada das atividades, além das suas elementares vantagens na manutenção dos negócios e empregos, permitiu conhecer melhor a evolução da doença no município. Também permitiu aos cidadãos manterem suas atividades o mais próximo da normalidade possível, um fator positivo para a manutenção de um equilíbrio mental. Além disso, o município ofereceu, juntamente com as equipes da assistência social, atenção especial às famílias com maiores carências e vulnerabilidade social, de forma que a alimentação e os cuidados com higiene pudessem ser supridos.

A administração pública envolveu todos os atores da sociedade civil organizados, das diversas áreas, de forma a consultar todos os envolvidos para que todas a decisões gerassem o menor prejuízo possível em todos os âmbitos. Nesse contexto, a formação de um comitê técnico de saúde formado pelas entidades médicas do município, públicas e privadas compostas por diversos especialistas em diversas áreas foi a mola mestra para a realizações dos projetos no município.

Consequências de uma importante decisão

É importante deixar claro que, embora permitam a circulação de pessoas, as medidas sugeridas pelo Isolamento Humanitário trazem regras mais rígidas do que o próprio isolamento social instituído pelo Estado. Tal decreto exige distanciamento mínimo no funcionamento de comércio e fábricas, aferição constante de temperatura e uso constante de máscaras de proteção. Talvez o êxito do retorno das atividades produtivas esteja na possibilidade de identificar com muito mais facilidade os possíveis doentes e contaminados. Se estivessem fechados em suas casas, muitos casos dificilmente seriam contabilizados, principalmente aqueles com sintomas leves da Covid-19. E o pior: compartilhando o mesmo ambiente e muitas vezes sem saberem que estariam doentes, o risco de *propagação intrafamiliar* seria muito maior, atingindo os grupos mais suscetíveis às complicações.

Com o decorrer do primeiro mês de experiência, tomamos medidas para utilizar e adaptar tecnologias que nos auxiliassem na localização e isolamento dos casos. Utilizamos o georreferenciamento, desenvolvido pela Secretaria de Planejamento, junto com o whatsApp e 0800 do Prosaúde (empresa sem fins lucrativos que administra as unidades de saúde do município). A orientação do comitê técnico foi de manter o decreto, permitindo ainda a reabertura de escolas técnicas profissionalizantes, gastronomia, escolas de música e escolas de inglês.

> *Um dos grandes desafios de estar nos bastidores do controle de uma pandemia como a Covid-19 é a necessidade de planejar a comunicação das ações desenvolvidas na comunidade e a manutenção das medidas restritivas.*
> *Existem pressões de todos os lados para o retorno à normalidade. Além, é claro, do fato de enfrentarmos a resistência de alguns setores da sociedade, principalmente no que diz respeito àquelas atividades que deveriam, ao nosso entender, permanecerem fechadas durante o período de pandemia.*

Após cerca de 40 dias da implantação do Isolamento Humanitário, o município de Farroupilha apresentou 52 casos confirmados, 80 descartados, nove casos curados, dois casos internados e nenhum óbito (Fig. 5.3). Receávamos que poderíamos, naquele momento, estar diante de uma explosão de casos confirmados. Pode-se observar um aumento abrupto no

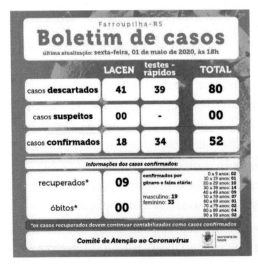

Figura 5.3 Georreferenciamento do Estado do Rio Grande do Sul dos dados da Covid-19 em 01/05/2020. Embora o número de casos confirmados pareça aumentado, os números serviram de alívio para projeções de quadros mais pessimistas (cerca de 40 dias após a abertura das atividades).

número de casos confirmados, mas sabíamos perfeitamente de onde eles vieram. Isso ocorreu por causa de dois surtos isolados: um em um frigorífico do município vizinho (Garibaldi – RS), onde havia trabalhadores do município de Farroupilha, e outro, numa casa de repouso para idosos, que foi contaminada por via cruzada pelos casos do frigorífico. Se esses dois grupos não tivessem existido, teríamos aumento de apenas 20 casos.

Erramos ao não integrar as mesmas medidas preventivas de Farroupilha com os municípios vizinhos. Após a confirmação dos casos dos frigoríficos foi realizada uma reunião com todos os empresários do setor e instituídas medidas obrigatórias de controle de entrada e saída das empresas.

Após os dois surtos locais, estabelecemos com as equipes de saúde e entidades médicas do município um plano de contingenciamento e monitoramento que daria as informações necessárias sobre a evolução da doença na cidade. Se fosse necessário, a qualquer momento, a retomada do isolamento social seria reinstituída, por meio da emissão de alertas para a gestão de crise do município.

Com o início dos testes rápidos houve um aumento abrupto na contagem dos números de contaminados. No final de maio tínhamos 204 casos confirmados, 129 recuperados, com cinco pacientes hospitalizados e um necessitando de cuidados intensivo, 4 óbitos e 367 descartados. Um quadro real que confirma que regiões pouco testadas podem abrigar até 15 vezes mais infectados do que os números demonstravam.

> *Nosso maior parâmetro (e também um triunfo) se baseia no baixo número de casos internados e de casos graves.*

Interpretamos que as ações de cuidados foram efetivas, uma vez que não sobrecarregamos nosso sistema de saúde. Conseguimos mitigar a disseminação do vírus (o que ocorreria da mesma forma em um isolamento horizontal prolongado), porém com a diferença de que teríamos mais núcleos familiares infectados. Os frigoríficos – um dos nossos maiores focos de contaminação –, por exemplo, continuariam abertos no regime de *lockdown* horizontal, pois são considerados serviços essenciais. O problema é que a contaminação se disseminaria sem um controle das autoridades e talvez atingiria muitos mais vulneráveis. A estratégia do trinômio – testes, isolamento e monitoramento – faz muito mais sentido no contexto pandêmico, pois permite reduzir a taxa de contágio. Também permite a recuperação dos infectados, mantém as atividades econômicas e sociais a níveis suportáveis.

A expectativa futura, até o fechamento deste texto, é de que o número de pacientes confirmados continue aumentando e que a taxa de ocupação dos leitos hospitalares continue baixando de forma a transparecer o declínio da curva pandêmica, nos próximos dias. Porém, é imprescindível que a população continue engajada, pois, em contrário, qualquer atitude do poder público tornar-se-ia inócua. Nesse quesito, os munícipes de Farroupilha deram um exemplo inquestionável de envolvimento.

Vale ressaltar que em meio a tudo isso ainda ocorreu um evento político que pode ter consequências na futura gestão da pandemia[5]: o *impeachment* do Prefeito Claiton Gonçalves, no dia 15 de maio de 2020. Ainda se desconhece o plano de ação da nova gestão que agora assume a prefeitura.

O futuro: o que esperamos

É muito cedo para comemorarmos os números. Mas é possível refletir sobre as consequências de atitudes: Primeiro, a tomada de decisão transparente e consultiva e a montagem por parte do poder público de uma equipe técnica qualificada que esteja alinhada com um objetivo comum trouxeram eficiência e resultados positivos para a população. Segundo, os resultados indicam um engajamento da população às novas regras de convivência, o que é algo positivo, porém talvez não seja aplicável em regiões com densidade demográfica maior.

A análise científica dos artigos disponíveis e dos dados gerados localmente permitiu melhor planejamento e a tomada de uma decisão controversa, porém que se mostrou eficiente. A soma dos esforços de todos os atores envolvidos na busca de solução e as reuniões para tomadas de decisão foram um grande avanço no processo democrático do município. Concluímos que as ações tomadas foram efetivas e que existe um controle da disseminação da Covid-19 mesmo mantendo a atividade econômica local ativa e uma taxa de ocupação da UTI em torno de 60%, hoje 23 de maio de 2020, por outras doenças. O monitoramento constante, o estabelecimento de alertas e o pronto atendimento da Secretaria de Saúde do município testando e tomando as medidas de isolamento necessárias têm sido efetivos no controle da sobrecarga do sistema de saúde que hoje possui apenas um leito de UTI ocupado por conta da Covid-19, paciente em estado regular.

Esperamos que nossa experiência seja de grande ajuda aos demais municípios no enfrentamento da Covid-19 ou de outros surtos de natureza semelhante.

Referências bibliográficas

1. Schäfer M. Pioneiro. Prefeitura de Farroupilha publica decreto que permite abertura do comércio. [Acesso 25 abril 2020]. Disponível em http://pioneiro.clicrbs.com.br/rs/geral/noticia/2020/04/prefeitura-de-farroupilha-publica-decreto-que-permite-abertura-do-comercio-12318884.html.
2. Mori L. BBC News Brasil. Coronavírus: tudo o que você precisa saber sobre o uso ou não de máscaras. [Acesso 25 abril 2020]. Disponível em https://www.bbc.com/portuguese/brasil-52030633
3. Jornal do Comércio. Farroupilha tem ferramenta para monitorar casos de Covid-19. . [Acesso 25 abril 2020]. Disponível em https://www.jornaldocomercio.com/_conteudo/jornal_cidades/2020/04/736712-farroupilha-tem-ferramenta- para-monitorar-casos-de-covid-19.html.
4. Noal F. Pioneiro. Ministério Público ajuíza ação contra abertura do comércio em Farroupilha. [Acesso 25 abril 2020]. Disponível em http://pioneiro.clicrbs.com.br/rs/geral/noticia/2020/04/ministerio-publico-ajuiza-acao-contra-abertura-do-comercio-em-farroupilha-12319044.html
5. Pioneiro. Câmara de Vereadores aprova impeachment e prefeito de Farroupilha perde o cargo. [Acesso 25 abril 2020]. Disponível em https://gauchazh.clicrbs.com.br/politica/noticia/2020/05/camara-de-vereadores-aprova-impeachmente-prefeito-de-farroupilha-perde-o-cargo-cka8v5re5000o015n2g237vc8.html.

"Prepara-te: tu não nos manterás afastados de nossos entes queridos, por muito mais tempo."

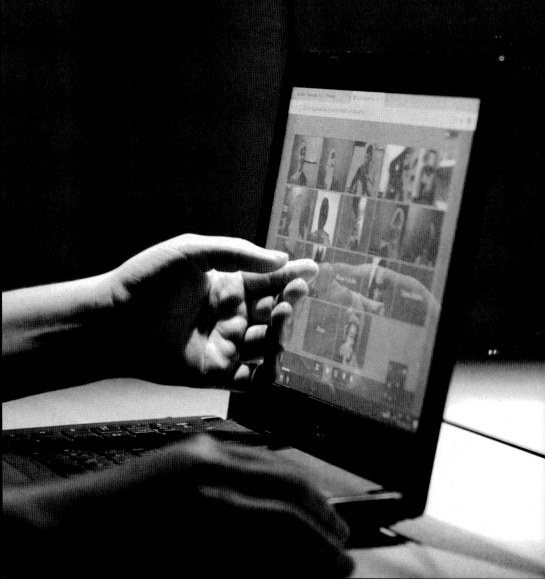

capítulo 6

E Agora, o que Faço?

Moacyr Ely Menéndez Castillero

Posso dizer que fracassamos como cidadãos do mundo ao não restringir o voo apocalíptico de um vírus que surgiu na cidade de Wuhan. Hoje, estamos numa verdadeira Guerra desencadeada por aquela ditadura intransigente. Um país que mais se importou em manter o seu poder inalterado do que com os possíveis efeitos desse vírus que já se mostrava perigoso e letal, caso se espalhasse pelo mundo.

Neste momento, em que mais de um milhão e meio de pessoas estão contaminadas e centenas de milhares de pessoas já morreram, devemos nos lembrar das palavras do senador americano Hiram Johnson:

> "A primeira vítima da guerra é a verdade".

Tudo começou quando inúmeros viajantes que saíram da China levaram a doença, sem saber que eram portadores, para países como Coreia do Sul, Tailândia, Itália, Rússia, Alemanha, Índia e Estados Unidos (Fig. 6.1).

Inicialmente, a China, Coreia do Sul, Taiwan e Hong Kong lutaram para estabilizar os números de infectados pelo novo coronavírus – utilizando uma combinação de testes massivos, mapeamento rigoroso do contato

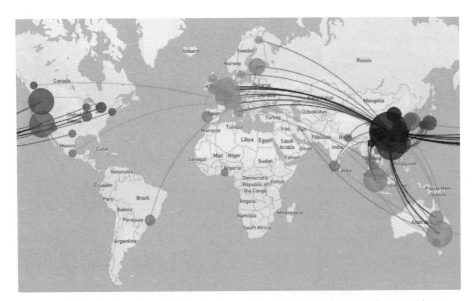

Figura 6.1 Trajetória do novo coronavírus que teria saído inicialmente da cidade chinesa Wuhan para os cinco continentes do mundo. (Fonte: Dom Total*in*https://domtotal.com/noticia/1428510/2020/03/organizacao-mundial-de-saude-oms-declara-pandemia-do-novo-coronavirus/)

entre as pessoas e medidas rígidas de isolamento social. Mesmo assim, a contaminação nos países europeus crescia assustadoramente. Apesar de estarem assistindo ao avanço rápido e devastador do contágio na China, a Europa foi uma vítima inocente da velocidade da contaminação que partiu de Milão, Paris e Londres rumo a países vizinhos, África e América Latina[1].

Itália, França, Espanha, Estados Unidos e Reino Unido falharam inicialmente ao não fazerem os testes de contaminação de forma maciça e ignorando a epidemia que surgia sorrateiramente. Esses países reagiram muito tardiamente e tiveram que amargar estatísticas muito tristes de doentes e mortos pela Covid-19 (leia sua trajetória no Capítulo 1).

> *O novo coronavírus começou na China, mas a Europa foi polo do contágio global[2].*

Os países europeus foram impactados de modo muito mais severo do que as nações asiáticas e espalharam o vírus de forma mais significativa do que outras regiões. A revista eletrônica *The Intercept* analisou novos estudos sobre os *pacientes zero* de Covid-19 em todo o mundo, e os resultados foram alarmantes. Viagens saindo da Europa e os deslocamentos internos foram responsáveis pelos primeiros casos de Covid-19 em pelo menos 93 países, nos cinco continentes, resultando em mais da metade dos primeiros casos de cada país. Viagens saindo da Itália levaram *pacientes zero* a 46 nações, enquanto as da China resultaram no início da contaminação em 27 países.

A história se repetiu em muitos outros países que passaram a enfrentar a pandemia devido ao ingresso de viajantes infectados que chegavam da Europa. Os primeiros casos do novo coronavírus na África do Sul foram de pessoas que visitaram o norte da Itália para esquiar. Na América Latina, o paciente zero foi um brasileiro que passou pela Lombardia. Os primeiros contaminados de Bangladesh também tinham viajado à Itália. No Panamá, o caso inicial foi importado da Espanha. Na Nigéria, a primeira experiência foi com um italiano que viajava a trabalho. O início da pandemia na Jordânia também tem origem na Itália. Os países europeus demoraram a cancelar seus voos. Essa é uma das razões pelas quais as viagens oriundas da Europa facilitaram a disseminação da doença.

Nos Estados Unidos a resposta lenta do governo federal ao surto de Covid-19 se deveu ao fato de que a Casa Branca dissolveu, em 2018, o

Conselho de Segurança Nacional para Segurança Global e Biodefesa, que se dedicava à preparação para pandemias. Isto destruiu o sistema de saúde deixado pelo governo anterior.

E inegável que uma nova ordem global vai surgir de toda esta pandemia, e se inicia com um não ao *"MADE IN CHINA"*. Está na hora de darmos emprego para os nossos cidadãos. É fundamental criar indústrias em nossos países que provoquem um impulso na economia, como nunca visto antes. Estes são tempos difíceis, que precisam ser enfrentados com um patriotismo permanente e incontestável.

> *Por que não investir em nosso mercado?*
> *Será que não temos pessoas preparadas?*

Se não existem, temos que treiná-las, ensiná-las, capacitá-las e criar os polos tecnológicos que o mundo precisa em nossos países.

Podemos, por exemplo, fabricar as placas de processamento de um celular na Costa Rica, as telas de cristal no Panamá e montar o aparelho celular totalmente no México. Por quê não? Não somos capazes ou temos medo de tentar?

Não vamos utilizar esta pandemia para estimular discursos nacionalistas ou apontar o dedo para identificar culpados. Mas, acredito que podemos sim responsabilizar nossos governos pela demora em responder a esta infecção viral que avançava rapidamente nos primeiros países contaminados.

Mudanças nas relações trabalhistas precisam acontecer! Chega de protecionismo total! Façamos algo que seja bom para todos e que possa impulsionar a economia. Está na hora de todos pensarmos em um bem comum e esquecermos do famoso "EU". Somente assim acharemos meios para revitalizar a economia doméstica, criar empregos e recompor a infraestrutura para sairmos rapidamente desta crise já estabelecida. É uma tarefa difícil e demorada, mas, se não dermos o primeiro passo, continuaremos sendo vítimas desta economia canibalesca que rege o mundo atualmente. É difícil aceitar que atualmente somente um país produza 90% de toda a produção mundial de equipamentos de proteção individual – EPIs[3] (Fig. 6.2) e um quinto da produção de respiradores comercializado no mundo. Esses utensílios de segurança estão sendo tão necessários para proteger a quem nos protege e cuida de nossos doentes.

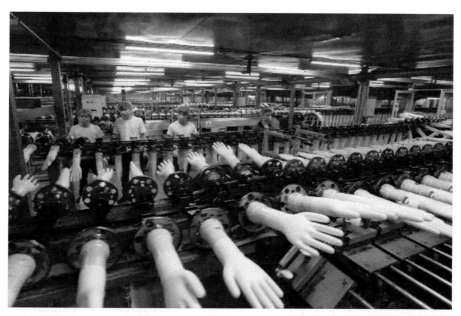

Figura 6.2 – Linha de produção de luvas de vinil descartáveis em uma fábrica na China. (Fonte: WAN SC/BARCROFT MEDIA VIA GETTY IMAGES).

O mundo mudou e não é mais o mesmo! As fronteiras ruíram e a economia mundial caiu de joelhos sob o poder de um minúsculo microrganismo. As mudanças estão acontecendo tão depressa que às vezes se torna difícil de serem acompanhadas. Mas devemos acreditar que todas elas serão para melhorar este mundo caótico onde vivemos. Sempre acreditei que todas as mudanças serão para melhor. Devemos enxergar a beleza oculta em cada uma destas transformações.

> *Quando a crise passar ocorrerá uma forte tendência de reindustrialização da Europa e dos Estados Unidos. O Brasil deve estar atento para participar desta tendência.*

Não podemos seguir vivendo em um planeta onde, segundo a Oxfam (organização não governamental britânica que busca soluções para o problema da pobreza, desigualdade e da injustiça), 82% da riqueza está concentrada em apenas 1% da população[4]. Segundo a mesma entidade, 5 bilionários brasileiros concentram a mesma riqueza que metade da mais pobre no país. Nenhum país pode prosperar durante muito tempo quando só se favorece aos que já são prósperos.

A subsistência das pequenas, micro e médias empresas devastadas por esta pandemia está muito difícil. As que não quebraram e fecharam estão em vias de fechar. Foram atingidas em cheio pelo isolamento social que proibiu a circulação de pessoas. Sem pessoas circulando a economia mundial sofreu um colapso nunca visto antes. A proibição da livre circulação ou isolamento social em todos os países está sendo um imenso sacrifício, mas necessário para evitarmos uma pandemia maior e a sobrecarga do sistema de saúde.

Esse vírus pode colocar qualquer um no hospital por dias, semanas e nos casos mais graves pode até levar à morte. Pessoas jovens contaminadas, porém, sem sintomas da doença podem levar o vírus e transmitir para seus amigos e familiares fazendo uma grande diferença entre a vida e a morte dessas pessoas. Idosos e portadores de doenças crônicas (diabetes, hipertensão, asma) são as pessoas mais suscetíveis a terem o agravamento da enfermidade e precisarem de internação.

Por esses motivos, parece que os jovens acreditam que estejam imunes à Covid-19 e muito têm ignorado a necessidade de isolamento social. As consequências estão sendo sentidas, já que um número significativo de doentes se encontra em faixas etárias mais jovens[5]. É bom lembrar que ninguém está imune. Na verdade, está comprovado cientificamente que os jovens também podem adoecer e existem fatores que tentam explicar o porquê isso acontece. Uma matéria da BBC News[6] explica que peculiaridades genéticas podem influenciar a virulência com a qual o coronavírus afeta nosso corpo. Parece que existem genes no cromossomo X que influenciam a resposta à doença, já que os homens são mais afetados pelo novo coronavírus do que as mulheres. Também se cogita que, neste momento, haja vírus com características mutantes, bem mais agressivas. Existe uma outra teoria que diz que, em outras épocas, uma pessoa tenha sido contaminada por outro coronavírus, mais inofensivo e desenvolva uma reação exagerada ao novo coronavírus e acabe tendo seu quadro muito agravado pela doença. Por último, sabe-se que a quantidade de vírus circulante em uma pessoa pode infectar fatalmente outro indivíduo. Essa alta *carga viral*, especificamente, é o maior problema que os profissionais de saúde estariam expostos, principalmente aqueles que estão na linha de frente dos hospitais.

Muitos deles acabam acometidos gravemente e, infelizmente, têm sua vida interrompida pela doença. O *site* Medscape (https://portugues.medscape.com/), desenvolvido exclusivamente para médicos e profissionais de saúde, atualiza constantemente a lista com mais de 1.000 trabalhadores de todas as áreas de saúde do mundo que faleceram, todos acometidos pela Covid-19 (Fig. 6.3).

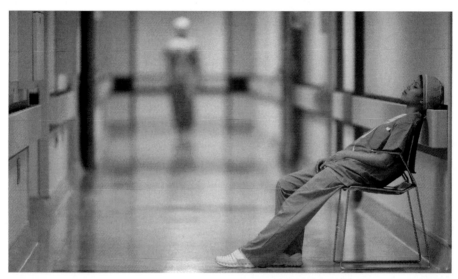

Figura 6.3 Apesar de que determinadas comorbidades e a idade avançada sejam fatores agravantes, a Covid-19 não é o tipo de doença que se possa prever o grau de acometimento da pessoa infectada. Sem dúvida, os profissionais de saúde são aqueles que mais correm o risco de contrair a doença. (Fonte: https://www.pbs.org/newshour/health/is-your-doctor-happy-heres-why-its-worth-finding-out).

Entrando no mundo dos cirurgiões-dentistas, do qual faço parte, apesar de o Brasil estar à frente de potências mundiais em número de profissionais dessa área, os números do Instituto Brasileiro de Geografia e Estatística (IBGE) sobre o assunto são alarmantes: mais de 11% da população brasileira nunca visitou um cirurgião-dentista, entre eles 2,5 milhões de adolescentes; mais de 8 milhões de brasileiros com mais de 30 anos já usam prótese e 3 a cada 4 idosos não possuem nenhum dente[8]. Quase 75% dos atendimentos de saúde bucal aconteceram na rede privada, diz a pesquisa do IBGE.

Paradoxalmente, o Brasil possui uma taxa de cirurgiões-dentistas por habitante muito acima do recomendado. A Organização das Nações Unidas (ONU) prevê que o ideal seria um profissional para cada 1.500 habitantes, em muitas regiões brasileiras essa concentração está em 1 para 500. De forma contraditória, o Brasil ainda tem uma população de 24 milhões que nunca entrou em um consultório odontológico e apenas 15% dos brasileiros cuidam da saúde bucal regularmente.

O cirurgião-dentista está em contato direto com a boca e a saliva, o que o coloca em uma via de transmissão direta do Covid-19 e está entre os profissionais mais propensos a serem contaminados no atendimento aos pacientes. No caso de atendimento em que seja utilizado os micromotores que geram *spray* de gotículas que ficam espalhadas no ar contaminando tudo em volta, os EPI são obrigatórios não só para o cirurgião-dentista, mas também para as auxiliares e ocasionalmente até para os pacientes. Os EPIs desapareceram das prateleiras, tornaram-se objeto de desejo de todos na área da saúde. Os poucos que existem são às vezes negociados por preços *premium*, mais uma consequência do monopólio da fabricação asiática.

Além dos aparelhos que geram *spray* e espalham as gotículas de saliva e sangue em um raio de até 2 metros, ainda temos as cuspideiras onde ficam depositados resíduos de saliva e sangue do paciente que não são facilmente eliminados pela limpeza com álcool 70° ou solução de cloro. Devemos ter também muito cuidado com os aparelhos de ar condicionado que ajudam a disseminar o vírus por toda a sala clínica.

> *O grande perigo é que o vírus pode permanecer em superfícies presentes na sala clínica durante vários dias[8] (Fig. 6.4).*

Ações profissionais de auxílio ao enfretamento à pandemia

Estamos reclusos em casa já há bastante tempo. Temos sorte de sermos uma família unida. Tenho uma esposa e filhas maravilhosas que fizeram com que esta quarentena seja bem menos penosa. Penso naqueles que moram sozinhos, principalmente as pessoas com mais idade, que sofrem duplamente: eles são o grupo de maior risco para essa infecção viral e, ao mesmo tempo, osque mais sofrem com o isolamento impositivo. O que podemos fazer para os ajudar? Recomendo que você ligue para essas pessoas e fale animadamente de coisas positivas que as façam esquecer pelo menos momentaneamente a crise que estamos passando. Se você sentir vontade pode falar "EU TE AMO e ESTOU COM SAUDADE". Além disso, ligue também para os amigos que você não fala há algum tempo, por não ter tempo devido a essa vida agitada que todos estamos envolvidos, aproveite fale com eles e diga para eles quanto os quer e sente saudade. Você se sentirá melhor e reativará seu círculo de amigos.

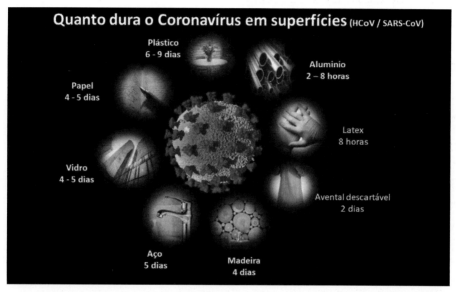

Figura 6.4 Ilustração que representa o tempo aproximado com que o novo coronavírus permanece vivo em diferentes superfícies. (Imagem do autor).

Aconselhamos que, nessa complicada época de nossas vidas, todos mantenham o equilíbrio do funcionamento do cérebro. Algumas dicas reconhecidamente funcionais servem a todas as pessoas e estão listadas a seguir.

1. Durma bem: são necessárias umas boas horas de sono, para que o sistema glinfático *limpe as impurezas* que estão no meio cerebral e o deixe mais ativo.

2. Inicie seu dia com uma atitude positiva: evite escutar as notícias logo que você acordar; com isso você estaria carregando seu cérebro

de energias negativas, afinal, você terá tempo para se informar no decorrer do dia! Escutar uma música agradável em vez de ligar a TV, não seria bem melhor?

3. Ao acordar, fique feliz! Está difícil? Vá até o espelho do banheiro e dê uma boa risada por no mínimo três minutos. Seu cérebro vai agradecer! Com isso há liberação de endorfinas, o que controla a reação do corpo à tensão (reduz estímulos ao sistema nervoso autônomo), deixando-nos mais felizes e melhorando a criatividade. Com certeza tudo ficar mais leve e bonito!

4. Reserve um pouco do seu tempo para fazer meditação. Faça isso duas a três vezes na semana. Uma pesquisa recente da Universidade da Carolina do Norte[9], nos Estados Unidos, sugere que meditar ajuda a aliviar a dor, mesmo em pessoas sem treinamento de meditação. Nunca praticou meditação? Sem problemas: este estudo envolveu 500 estudantes que também nunca tinham meditado antes, como você! Segundo o neurobiólogo Fadel Zeidan, em investigação realizada pelo *Wake Forest Baptist Medical Centre* (Fadel Zeidan, et al.)[10], a meditação é um mecanismo poderoso de relaxamento, porque reduz as respostas emocionais do corpo, principalmente aquelas relacionadas à dor. Segundo o cientista, a ideia principal por trás da meditação é a consciência de que tudo está no momento presente. A pessoa fica tão de bem consigo mesma que só emana alegria e compaixão.

> Assim que tudo isso acabar, será o momento de pensarmos no coletivo.

Está na hora de mostrarmos nossa liderança! Faça seus planos para a retomada dos seus serviços e inclua sua equipe. Ela estará mais motivada se você compartilhar com ela seus planos de ação.

Nestes dias sem trabalho e com tempo ocioso, vamos planejar estratégias para mantermos presentes na mente de cada um de nossos clientes, enquanto durar o afastamento social. Uma alternativa são as ligações telefônicas, as videoconferências, a criação de vídeos explicativos ou pessoais sobre alguns procedimentos da área de saúde. Um pequeno vídeo mostrando seu dia a dia pode ser legal, mostrando você cozinhando, cuidando dos seus *pets*, do jardim, estudando, praticando e compartilhando outras atividades de sua vida pessoal. Ou como se deve usar corretamente uma máscara, desinfectar superfícies, cuidar dos doentes: toda informação é bem-vinda e o profissional da saúde nesse momento é o ator mais importante dessa pandemia.

É hora de cuidar de você e de seu negócio

Devemos nos focar nos meios internos, que são os que podemos controlar; esqueça agora dos fatores externos. Eles são incontroláveis e imprecisos. Devemos estudar todas as possíveis ações que podemos controlar e estarmos preparados para as surpresas e problemas que estão por vir.

Pare de falar do que você vai fazer no futuro! Atue imediatamente para fazer algo agora, no presente. Saia da sua zona de conforto. Seja proativo, ágil na tomada de decisões. Não espere que as coisas aconteçam, vamos desenvolver o bom hábito de mudar, alterar qualquer situação que você queira, vamos modificar, construir nossos sonhos para atingir os objetivos que queremos alcançar.

Você deve enxergar o futuro de acordo com o que você está planejando ou sonhando. Tudo o que sua mente deseja, você vai conseguir. Pense positivamente, nunca desista dos seus sonhos e tenha foco.

É necessário que tenhamos muito clara a nossa situação financeira, em essência devemos saber quanto dinheiro temos disponível para enfrentar a crise. Segundo passo será definir seus custos fixos, elimine todas as despesas que puder, ou seja, aquilo que não é imprescindível para a retomada do negócio, como diminuição na velocidade da banda de sua internet ou o cancelamento da Netflix. Renegocie suas despesas, como o aluguel (ninguém quer ficar com o imóvel desocupado), as prestações do carro, as dívidas do cartão de crédito ou o *leasing* de equipamentos. A palavra de ordem é "NEGOCIAÇÃO".

Formar uma nova equipe de trabalho é muito difícil e demorado. É melhor manter sua equipe, mesmo que para mantê-la tenha que tomar algumas decisões difíceis. O importante nesta fase é conversar e negociar as possibilidades com sua equipe.

No momento atual temos algumas alternativas (como antecipar as férias dos funcionários), esse tempo nos dará oportunidade de que novas propostas e soluções sejam apresentadas pelo governo. Além disso, podemos reduzir a jornada de trabalho e criar um banco de horas. Cada caso é um caso, por isso o mais indicado é falar com um contador para que ele explique todas as possibilidades. A equipe de trabalho deve ser treinada neste período de afastamento. O melhor a fazer é definir as funções de cada um dos membros para que na retomada do trabalho cada um esteja capacitado da melhor forma para exercer suas funções, com perfeição. O grande cientista Albert Einstein já falava "Loucura é fazer o mesmo uma e outra vez, esperando obter resultados diferentes". Treine sua equipe. Comunique e comprometa sua equipe de colaboradores com as metas e objetivos estabelecidos.

Um programa de ideias construtivas

Um bom amigo de New York andava muito preocupado com a situação de calamidade local. Idealizamos então, juntos, um plano de ação para superar esta crise e, após alguns estudos pilotos e contatos, criamos o "*Programa Energia Positiva – E agora o que faço?*" (Fig. 6.5).

Este programa de entrevistas foi idealizado para aportar ideias positivas que ajudariam todos a superarem a crise que inevitavelmente atingiria

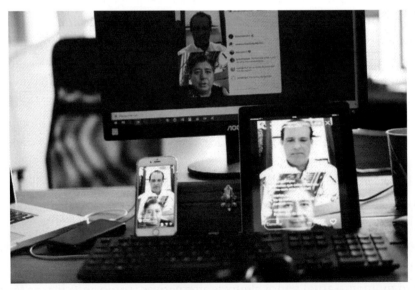

Figura 6.5 Programa *Energia Positiva – e Agora, o que eu Faço?* (Foto: Celso Maroni – Photo Model Brazil).

todos os profissionais das áreas de saúde. Lembremos que o pensamento positivo cria, ativa e reforça neurocircuitos associados a inteligência e estados de felicidade. O objetivo do projeto foi o de ajudar as pessoas que estão atravessando uma crise (pessoal/profissional) a conseguirem enxergar seu valor, de tal modo que possam conquistar seus sonhos e estabelecer metas para a construção de vitórias permanentes.

Para conseguir nosso objetivo, entrevistamos profissionais altamente capacitados em suas especialidades, que iriam adicionar mais consciência sobre assuntos que impactam nossa profissão (Fig. 6.6).

O auxílio psicológico é necessário nesta época de estresse generalizado. Nada melhor do que ter um ombro amigo com o qual possamos dividir as angústias e os dissabores deste isolamento social, que já dura algumas semanas e pelo menos continuará por muitas outras (nem sabemos quantas). Conscientes dessa necessidade, nossa entrevista inicial foi com uma psicóloga que, após darmos conselhos e ideias positivas para superar esta crise, colocou-se à disposição com um serviço voluntário a prestar socorro ao profissional de saúde. Assista à gravação da *LIVE* com a Psicóloga Renata Zanusso pelo QR Code 1.

Dentro da programação, convidamos o Dr. Roberto Caproni, especialista em Gestão e Mercado para consultórios e clínicas, que deu muitas dicas importantes para planejarmos o retorno das atividades em nossas clínicas. Veja a entrevista no QR Code 2.

A Especialista em Formação, Liderança e Motivação de Equipes, Jacqueline Schreiber, nos deu informações muito úteis para gerenciarmos esta crise. Veja a entrevista no QR Code 3.

Dentro da programação das entrevistas do Programa, convidamos vários economistas que analisaram a situação atual e nos deram valiosas dicas sobre o que fazer nesta época de crise e como devemos enfrentar o futuro próximo. Ernesto Bazán, um de nossos convidados, discutiu o tema "Efeito da economia mundial sobre as pequenas e médias empresas". Sua entrevista pode ser vista em (QR Code 4).

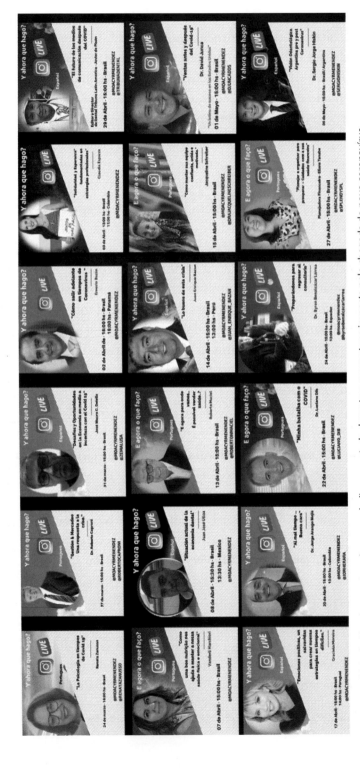

Figura 6.6 Série de *Lives* (em português e espanhol) apresentada durante a quarentena imposta pelo chegada do novo coronavírus.

José Mauro C. Delella, falou sobre "Desafios e Oportunidades na Economia em meio à incerteza em tempos da Covid-19. Essas e outras entrevistas estão disponíveis no canal do autor no YouTube (QR Code 5).

Sabemos que em algum momento a crise vai passar e essa é a maior certeza que temos hoje em dia. O importante é que você esteja preparado para quando tudo começar a voltar ao normal! Vamos buscar juntos as soluções para enfrentá-las e continuarmos a ter sucesso em nossas atividades.

Referências bibliográficas

1. Dom total. Organização Mundial da Saúde declara pandemia do novo coronavírus. [Acessado 02 de abr 2020]. Disponível em https://domtotal.com/noticia/1428510/2020/03/organizacao-mundial-de-saude-oms-declara-pandemia-do-novo-coronavirus/
2. Penney J. The Intercept Brasil. Coronavírus começou na China, mas a Europa foi o polo do contágio inicial. [Acessado 02 de abr 2020]. Disponível em https://theintercept.com/2020/04/04/coronavirus-europa-china/
3. JN. Mercado internacional tem disputa por máscaras, luvas e respiradores. [Acessado 02 de abr 2020]. Disponível em https://g1.globo.com/jornal-nacional/noticia/2020/04/06/mercado-internacional-tem-disputa-por-mascaras-luvas-e-respiradores.ghtml
4. Gomes HS. Super-ricos ficam com 82% da riqueza gerada no mundo em 2017, diz estudo. [Acessado 02 de abr 2020]. Disponível em https://g1.globo.com/economia/noticia/super-ricos-ficam-com-82-da-riqueza-gerada-no-mundo-em-2017-diz-estudo.ghtml
5. Estadão Conteúdo. Quatro em cada dez pacientes de coronavírus nos EUA têm entre 20 e 54 anos. [Acessado 02 de abr 2020]. Disponível em https://exame.com/mundo/quatro-em-cada-dez-pacientes-de-coronavirus-nos-eua-tem-entre-20-e-54-anos/
6. Plitt L. BBC News Mundo. As teorias que tentam explicar por que covid-19 também mata jovens saudáveis. [Acessado 02 de abr 2020]. Disponível em https://www.bbc.com/portuguese/internacional-52380211
7. Jornal Opção. Mais de 11% da população nunca visitou um dentista. [Acessado 02 de abr 2020]. Disponível em https://www.jornalopcao.com.br/ultimas-noticias/mais-de-11-da-populacao-nunca-visitou-um-dentista-136524/
8. Kampf G, Todt D, Pfaender S, Steinmann E. Persistence of coronaviruses on inan- imate surfaces and its inactivation with biocidal agents. J Hosp Infect 2020 Feb 6 [Epubaheadofprint].
9. Minha Vida. Meditação ajuda a aliviar dores, aponta pesquisa. [Acessado 02 de abr 2020]. Disponível em https://www.minhavida.com.br/saude/noticias/11062-meditacao-ajuda-a-aliviar-dores-aponta-pesquisa
10. Zeidan, F. et al. Brainmechanismssupportingthemodulationofpainbymindfulnessmeditation. 2011 J Neurosci. 31: 5540-8.

"Tu apostas em nossa discórdia. Não te iludas. Sofrerás teu extermínio por meio da nossa capacidade de promover o altruísmo e a solidariedade."

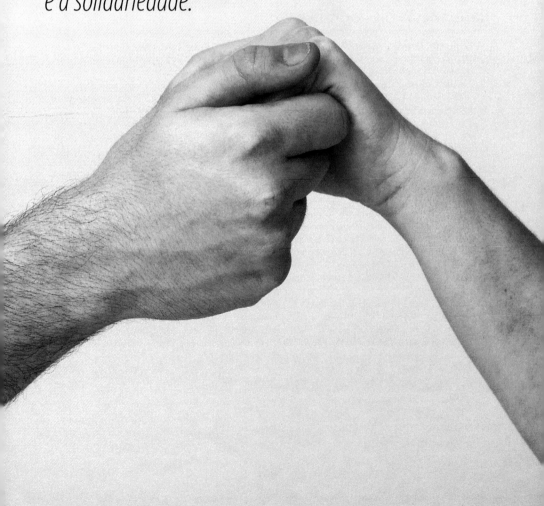

capítulo 7

Vencendo a Crise: Ideias Positivas que Ajudarão Você a Superar os Desafios deste Momento

Roberto Caproni

I – O que é uma crise

Crise é a ruptura de um equilíbrio existente. Na química, o princípio de Le Châtelier diz que "quando uma força atua sobre um sistema em equilíbrio, ela tende a ser anulada e o equilíbrio é restabelecido". Você pode observar isso em praticamente tudo na vida, desde em um simples acontecimento até em grandes crises que, aparentemente, são desafios enormes a serem vencidos. Vou apresentar dois exemplos aparentemente simples e também dois aparentemente complexos.

Quando você tem um pequeno corte em um dos seus dedos sai sangue. O que acontece logo após, em pessoas saudáveis? O sangramento para devido à coagulação. Veja que aqui tivemos uma força que gerou o desequilíbrio sobre um sistema em equilíbrio, o corpo humano. A força foi anulada e o equilíbrio restabelecido. Um outro exemplo, também supostamente simples, para consolidar esse conhecimento. Observe um local onde há uma floresta. Abre-se ali uma estrada que deixa a terra exposta. O que acontece depois de alguns anos? A floresta volta a cobrir a terra exposta porque a vida se impõe, restabelecendo o equilíbrio perdido.

Vamos agora analisar mais dois exemplos, aparentemente mais complexos e que se sustentam no mesmo princípio já apresentado. Um dos exemplos data do ano de 1918, e o outro de 2020.

II – Aprendendo com o passado

A Gripe Espanhola, também conhecida como gripe de 1918, foi uma pandemia causada por uma variação do vírus H1N1, incomumente mortal. É, ainda hoje, conhecida como a mãe de todas as pandemias, a mais letal, perigosa e que assolou o mundo nos últimos séculos.

De acordo com especialistas, a Gripe Espanhola infectou em torno de 500 milhões de pessoas em todos os continentes, cerca de 27% da população mundial, que era de 1,9 bilhão na época. Sobre as mortes, os números divergem bastante, principalmente em virtude de notificações contraditórias em países como a China e a Índia. Mas, notadamente, a Gripe Espanhola ceifou a vida de pelo menos 17 milhões de pessoas, podendo esse número ter alcançado mais de 100 milhões, ou seja, a pandemia aniquilou entre 1% e 6% do total de pessoas no planeta.

O Brasil também foi atingido pela doença, após uma esquadra do país contrair o vírus no norte da África. A Gripe Espanhola se espalhou rapidamente pelo território nacional. Foram mais de 35 mil mortos, e as cidades tiveram que entrar em quarentena para evitar que o contágio se espalhasse. É bom lembrar que, em 1918, o Brasil tinha ao redor de 29 milhões de habitantes.

Imagine a Avenida Rio Branco ou a Avenida Paulista sem congestionamentos ou pessoas caminhando pelas calçadas. Pense nos jogos de futebol. Mas, em vez de estádios cheios, imagine os jogadores exibindo suas habilidades em campo para arquibancadas vazias. Pois, durante a pandemia de 1918, as cidades ficaram exatamente assim: bancos, repartições públicas, teatros, bares e tantos outros estabelecimentos fecharam as portas ou por falta de funcionários ou por falta de clientes.

Após serem infectados pela gripe, os doentes exibiam manchas castanho-avermelhadas no rosto. Horas depois, a cianose estendia-se por toda a face a partir das orelhas. A morte chegava em poucas horas. "Era difícil distinguir um homem branco de um negro", escreveu um dos médicos da época. Os doentes continuavam sangrando pelo nariz, pelos ouvidos e pelos olhos. O rosto ficava azulado pela falta de oxigênio e morriam sufocados pelo excesso de líquido nos pulmões. Um fato interessante é que os idosos da época não faziam parte do grupo de risco. Possivelmente, contaram com uma proteção parcial causada pela exposição à pandemia de gripe de 1889 a 1890, conhecida como "Gripe Russa".

A doença atacou o planeta em um de seus momentos mais vulneráveis: no último ano da Primeira Guerra Mundial. Não se sabe ao certo a origem do vírus, mas a teoria mais aceita é que, apesar do nome, a doença tenha começado no estado do Kansas, nos Estados Unidos. Outras hipóteses incluem uma base militar norte-americana na França e também na China. A Espanha acabou dando nome à doença por ter sido um dos primeiros países a tomar providências contra o vírus, que se espalhou rapidamente no país ibérico.

> *Mesmo com poucos conhecimentos, com recursos escassos, sem a intervenção do Estado e num momento de extrema vulnerabilidade mundial devido à I Guerra Mundial, a mais letal de todas as pandemias foi vencida em 1920.*

III – O momento que estamos vivendo

Pouco mais de 100 anos depois da Gripe Espanhola, a epidemia mais letal da era moderna, o mundo mudou muito e, apesar de não ter conseguido conter o avanço do coronavírus para os cinco continentes, hoje temos muito mais informações e armas para lutar contra a nova pandemia. Conforme a doença avançou pelo mundo, organizações e governos tomaram medidas para combater o vírus que, apesar de apresentar índices baixos de letalidade, pode ser fatal para o grupo de risco, principalmente idosos, e preocupa por ser altamente contagiosa.

A letalidade sem precedentes da Gripe Espanhola fez com que governos e universidades investissem em pesquisas sobre epidemiologia e também em investimentos no aumento de leitos de hospital. Com essa estrutura e esse conhecimento, além dos avanços tecnológicos que permitiram a fácil comunicação, o mundo pode encarar a nova pandemia.

A resposta rápida, contundente e em escala global ao avanço do coronavírus é o que faz especialistas acreditarem que a pandemia seguirá com baixa letalidade, e que a doença desaparecerá em breve, ao contrário da Gripe Espanhola que assolou o mundo de janeiro de 1918 a dezembro de 1920.

> *Não estamos vivendo o fim do mundo. Tudo passa. Já vencemos inúmeras outras crises. O importante é manter a tranquilidade para identificar as oportunidades que surgem a cada momento no decorrer de uma crise.*

Imagine que você está em um dos maiores transatlânticos do mundo, indo do Brasil para a Europa. Sem aviso prévio, o navio começa a balançar fortemente. A tempestade parece não ter precedentes na história humana. O capitão ordena que todos os passageiros voltem imediatamente para as suas cabines. Reina a incerteza. O medo e a ansiedade se instalam. As pessoas surtam. Surgem boatos. Começa o isolamento social e o medo se transforma rapidamente em pânico, com sintomas físicos como as mãos frias, devido à adrenalina, a boca seca e o coração disparado. A sensação para a pessoa que está se sentindo assim é muito ruim, e a dor psicológica pode ser maior que a dor física. O que fazer numa situação como essa? Primeiro, vamos entender um pouco mais essa questão.

IV – A pandemia do pânico

Na pandemia do Coronavírus, três crises estão se sobrepondo:

1 – A Crise da Saúde;
2 – A Crise da Economia;
3 – A Crise do Medo.

No Brasil ainda temos a Crise Política, alimentada pela ideologia. Não vou aqui abordar essa crise, já que ela vem fazendo parte da vida de todos os brasileiros nos tempos recentes.

No momento em que escrevo este texto, vejo a Crise da Saúde e da Economia num horizonte mais distante do que a Crise do Medo e, pelo que observo, essa é a realidade da imensa maioria da população brasileira. Nesse momento, a crise que se instalou na vida de praticamente todos nós é a do medo, que está evoluindo para o pânico. É essa a crise que devemos debelar em primeiro lugar porque o medo diminui a inteligência devido à redução do campo vivencial do indivíduo. Campo vivencial é aquilo que um indivíduo abarca do Universo que está à sua volta. Uma criança nasce com um campo vivencial estreito, reduzido, e um adulto, com mais de 60 anos de idade, que teve um desenvolvimento normal, tem o maior campo vivencial possível para um ser humano. Emoções como o medo fazem com que o campo vivencial de um adulto fique praticamente igual ao de uma criança, anulando a sua capacidade de resolver problemas e afetando seriamente a sua inteligência.

> *Não é você quem comanda o transatlântico. Onde você pode atuar para ajudar na superação dessa crise? Por trás de um profissional da saúde, existe um ser humano. Agora é a hora de falar sobre esse ser humano!*

V – O legado dos sábios do templo de Luxor

No antigo Egito, 1.000 anos antes de Sócrates, os maiores sábios da época se reuniram para deixar um legado para a humanidade. Esse legado se resume em duas frases:

1. **A verdade está no equilíbrio.**

   Não só na solução de uma crise, mas em tudo na vida. Os excessos devem ser evitados.

   Meu pai, desde que eu era criança, me dizia que o diabo não é tão feio quanto se pinta. Depois de passada a tempestade, veremos que ela não era tão simples para ser ignorada nem tão devastadora como foi anunciada pelos mensageiros do apocalipse.

2. **Conheça a ti mesmo assim conhecerá Deus.**

   Deus e o Reino dos Céus está dentro e não fora de você, como frequentemente se pensa.

VI – Os cinco círculos da vida

Em 1998, a Organização Mundial da Saúde conceituou saúde como sendo o equilíbrio biológico, psíquico, social e espiritual para que o ser humano entre em harmonia com o Universo e seja feliz. A partir dessa referência, integrei o conceito de saúde com o de gestão e de mercado apresentando os "Cinco círculos da vida".

Considere o seu corpo como sendo um círculo. Existem dois círculos para fora e dois para dentro. O primeiro para fora é o círculo social, constituído por sua família, amigos e conhecidos. O segundo círculo para fora é o profissional, que deriva do social, constituído pela técnica que você aprendeu na faculdade, pela gestão e pelo mercado. Gestão é otimizar os processos internos do seu consultório ou da sua clínica. Mercado é captar os clientes certos no meio externo. O primeiro círculo para dentro é o da *psique*, ou seja, a sua mente. A voz interior que nesse momento está "falando" com você é a manifestação da sua mente. O segundo círculo para dentro é o do *noûs*, isto é, do espírito individual. O espírito individual é uma "centelha divina".

> *Teologicamente e filosoficamente, o corpo é um jarro que contém Deus.*

Temos assim, de dentro para fora, os Cinco círculos da Vida: *noûs, psique, soma,* social e profissional. Quando esses cinco círculos estão em harmonia entre si e com o Universo, você se sente feliz. Observe que a felicidade depende de um equilíbrio tênue e sutil.

Na nossa metáfora do transatlântico, podemos dizer que os passageiros, cada um da sua forma, sentia-se mais ou menos feliz. No momento da crise, quando foram isolados socialmente, o equilíbrio entre os cinco círculos da vida foi seriamente comprometido.

O isolamento social, literalmente, detonou o seu círculo profissional já que você teve que fechar o seu consultório ou a sua clínica. O círculo social também foi seriamente afetado, se restringindo à família. Eu, por exemplo, neste momento de isolamento social, não posso ver meu pai, que está com 96 anos de idade, nem a minha mãe, que está com 84 anos de idade, tem hipertensão e diabetes e saiu recentemente da UTI, onde foi internada com um quadro grave de septicemia. Eles fazem parte do grupo de risco. O que sentimos quando estamos impedidos de ver as pessoas que mais amamos?

Dos Cinco Círculos da Vida nos sobrou o somático, a *psique*, o *noûs* e uma parte do social, representada por sua mulher ou por seu marido e pelos seus filhos. O que fazer com o que nos sobrou? Essa é a grande questão deste momento.

> *Precisamos ficar atentos e cuidar do corpo, da mente e do espírito, usando o tempo que temos de forma inteligente para nos prepararmos para a retomada, assim que esse momento passar.*

Em todas as crises existem muitas novas oportunidades para quem está preparado. Tudo passa. Não é o fim do mundo! A Gripe Espanhola de 1918, a mãe de todas as pandemias, passou sem a intervenção do Estado e sem os conhecimentos científicos que temos hoje. Naquela época, muito pouco, ou nada, se sabia sobre a natureza dos vírus. Após a II Guerra Mundial, o Estado passou a intervir na economia para ajudar a debelar as crises, aplicando a teoria Keynesiana. Apenas lembrando: a Organização Mundial da Saúde foi criada em 7 de abril de 1948, ou seja, 30 anos depois da maior pandemia de todos os tempos. Como sabemos, o Coronavírus é mais brando do que a variação do H1N1 que causou a Gripe Espanhola e temos muito mais conhecimentos científicos e recursos tecnológicos hoje, comparando-se com o que havia há cem anos.

Em nossa analogia, é como se, em 1918, o capitão do transatlântico e os tripulantes tivessem ido dormir durante a tempestade. Hoje, o capitão e todos os seus tripulantes estão a postos e atuando para ajudar a debelar as crises.

> *Quanto mais forte você estiver internamente – consigo mesmo –, mais preparado estará para vencer os desafios externos.*

Os Jogos Olímpicos de Tóquio de 2020, como sabemos, foram adiados para 2021. Reflita aqui comigo! Na sua ótica, qual é o atleta que mais vai levar medalhas para casa em 2021? Com toda certeza, será aquele que conseguir se preparar melhor no tempo adicional que está tendo, vencendo as incertezas, os desafios que estão nos sendo impostos e a escassez de recursos. Isso também se aplica a você!

VII – As emoções humanas básicas

Como se preparar com inteligência para vencer os desafios de mais uma crise? Primeiro, vamos entender rapidamente a dinâmica da mente humana. O indivíduo humano é a única espécie que tem percepção de passado, presente e futuro. Quando ele projeta o futuro, que ainda não existe, lembra-se dos problemas e dificuldades do passado, que também não mais existem. Isso faz com que ele se sinta inseguro em relação ao futuro.

Essa insegurança vai gerar nesse indivíduo a angústia ou o medo. A angústia é um mal-estar generalizado, sem causa definida. É pré-objetal, isto é, não existe nesse estado a presença de um objeto. A sensação é a de que se foi traído, a mesma que o indivíduo teve quando nasceu, no momento da troca do meio líquido do útero materno pelo meio gasoso do meio externo. É a Dor da Morte que volta em momentos de incertezas quanto ao futuro, numa síndrome do eterno retorno. Toda vez que um indivíduo se sentir inseguro ou for frustrado, ele terá essa sensação, sendo que, se tiver estrutura normal, voltará ao equilíbrio rapidamente e, se tiver estrutura frágil, poderá surtar, precisando de apoio médico e medicação. Conforme a Organização Mundial da Saúde, oitenta e seis por cento da população humana tem estrutura frágil e sempre esteve a um passo do surto psicótico em situações normais. Em momentos de crises, com isolamento social, o quadro se agrava sensivelmente.

A insegurança poderá também gerar o medo, que, como a angústia, é um mal-estar generalizado, mas com causa definida. É objetal, isto é, existe a presença de um objeto nesse caso. Assim, tenho medo do vírus que está circulando por aí. Tenho medo de uma agulha que o profissional da saúde me mostra durante uma consulta. Muitos dentistas têm o hábito de mostrar o implante ou vídeos de cirurgias. Isso gera medo e desagrega valor na percepção do cliente, fazendo com que ele ache os preços caros, não importando quais sejam esses preços.

Recentemente, um dentista do curso MBA Compacto, aluno do meu curso de gestão e de mercado para consultórios e clínicas, relatou-me que perdeu vários clientes de implantes depois que um colega fez uma propaganda na televisão da sua cidade mostrando uma cirurgia de implantes. Por que isso aconteceu? Porque o cliente viu a propaganda e ficou com medo. Esse é mais um caso em que se gastou dinheiro para perder dinheiro. Infelizmente, isso é relativamente comum. No entanto, trata-se de uma ação desastrosa, feita sem planejamento e sem conhecimento das regras que regem e mente humana e o mercado.

> *Todos nós sentimos medo.*
> *Coragem é a nossa capacidade de vencer o medo.*

A angústia e o medo são emoções estáticas e evoluem para a ansiedade, que é também um mal-estar genérico. No entanto, a ansiedade é dinâmica, isto é, ela faz o indivíduo agir para ficar livre dela. A ação pode ser adequada ou inadequada. Quando a ação é inadequada, aumenta a insegurança, o que prende o indivíduo em um ciclo que se repete até a exaustão. Com o tempo, ele vai se estressar, consumir os seus neurotransmissores, podendo entrar em depressão.

O medo poderá também evoluir para a raiva. Quem sente raiva está, na verdade, com medo. Passada a raiva, o indivíduo sente culpa. Como ele não consegue conviver com essa emoção, culpa os outros pelas suas frustrações.

A culpa é o medo do castigo. A culpa nasce do castigo quando o educador ou os pais não compreendem a fase da criança. A culpa é erro de raciocínio que aparece aos 9 meses de idade. Como eu vou exigir de você se o que fez é o máximo que podia ter feito? Na culpa, o indivíduo procura o castigo que o outro daria a ele numa relação crime/castigo. Punir o passado não existe.

A angústia, o medo e a ansiedade, tendo como pano de fundo a depressão, poderão levar o indivíduo à automutilação ou ao suicídio. O noticiário com o qual somos bombardeados o dia todo agrava muito essa situação. Os noticiários não foram criados para informar você, mas para gerar audiência e lucro por meio da propaganda. Por uma questão de defesa e de autopreservação, o indivíduo humano fica mais atento às notícias ruins, que representam riscos para ele, do que às notícias boas.

A raiva poderá evoluir para a farsa, quando contamos uma pequena mentira para sair de uma situação social embaraçosa. A farsa poderá evoluir para a praticidade, quando procuramos ser práticos na solução dos nossos problemas. Somente a ação na presença da praticidade ou além vai eliminar a insegurança e encerrar esse ciclo maléfico. Normalmente, apenas 1% da humanidade se encontra na praticidade ou além, com estrutura orgânica normal e capaz de fazer esse ciclo benéfico. Os outros 99% da humanidade vivem como zumbis, tomando ansiolíticos e antidepressivos. Apenas lembrando, 13% dos indivíduos de estrutura orgânica normal são desinformados sobre a sua dinâmica psíquica e agem como os 86% dos indivíduos que têm estrutura orgânica frágil. Assim, 86% mais 13% geram esses assustadores 99%.

> *O grande problema em tomar remédios para dormir é que, com o tempo, temos também que tomar remédios para acordar.*

De forma resumida, podemos dizer que:

1) **A ansiedade é o excesso de futuro.**

    A pandemia do Coronavírus é uma das principais fontes de ansiedade porque gera insegurança quanto ao futuro. A ansiedade aumenta a vontade de comer doce.

2) **A depressão é o excesso de passado.**

   Culpa, conflitos internos, alimentação deficiente, falta de sono e falta de descanso podem ajudar a desencadear a depressão. A depressão é um processo químico que pode debilitar o seu sistema imunológico. É caracterizada pela falta de serotonina e de outros neurotransmissores.

3) **O estresse é o excesso de presente.**

   O estresse resulta do excesso de compromissos, da desorganização do tempo e da falta de controle administrativo. O estresse crônico aumenta o nível do hormônio cortisol, que ocasiona, entre outras coisas, o aumento da gordura abdominal, a qual, por sua vez, aumenta o risco de diabetes.

VIII – O que fazer durante a tempestade

Como se livrar desses males que nos atormentam e que se agravam no decorrer de uma crise? A angústia e o medo, causados pela insegurança, só existem no futuro. Seguem algumas sugestões práticas para ajudar você nesse mometo:

1. Traga a sua mente para o presente. Faça exercícios físicos ou concentre-se numa parte do seu corpo. Você vai encontrar inúmeras técnicas de relaxamento no Google. Veja qual delas é a mais adequada no seu caso.
2. Alimente-se bem. Um corpo saudável é essencial para dar suporte a uma mente lúcida, elástica e criativa. Evite a ingestão de açúcar. Evite o consumo de bebidas alcoólicas em excesso. Um ditado romano, do final do século I, já dizia: *"mens sana in corpore sano"*, isto é, uma mente sã em um corpo sadio.
3. Tenha boas noites de sono. Valorize o seu descanso.
4. Evite conflitos internos e externos.
5. Nunca fique em débito emocional com as pessoas que são importantes para você. Muito pior do que gerenciar os problemas deste momento é ter que gerenciar o sentimento de culpa que pode surgir no futuro.
6. Aprenda a dizer não de forma amável.

7. Nunca se aborreça com pequenos problemas. Todos os problemas são pequenos quando vistos em perspectiva.
8. Não existe culpa. Cada um sempre faz o que pode fazer.
9. Crie rotinas saudáveis. A rotina é uma bênção porque gera previsibilidade, ordem, conforto psicológico e segurança.
10. Viva um dia por vez. Numa crise tudo muda muito rápido e se preocupar com o dia seguinte, ou com a semana seguinte, vai apenas gerar mais ansiedade. 85% das nossas preocupações jamais se realizam. Quando vier uma preocupação, lembre-se de um momento em que se sentiu feliz no passado.
11. Escreva um diário. A escrita é terapêutica. Você se verá dentro da situação, como se fosse um personagem. Registre os fatos, mas foque também os seus sentimentos. Você vai dormir melhor, reduzir o seu nível de estresse e vai interagir melhor com os seus amigos, conhecidos e com a sua família. Observe que eu disse escrever e não gravar. O ideal mesmo seria escrever usando caneta e papel, para evitar a edição do texto.
12. Deixe de ouvir e ver noticiários. Eles são produzidos para vender e não para tranquilizar você. Muito cuidado com as mensagens de WhatsApp e com os futurologistas angustiados e depressivos de plantão. Como sabemos, 86% da humanidade sempre esteve a um passo da depressão e agora os surtados também geram conteúdos. Excesso de informação também desinforma.
13. Faça uma oração, leia um texto ou um poema inspirador. A oração eleva o nosso espírito e nos conecta com o Universo e com o Criador. Isso vai ajudar a aflorar a espiritualidade, dando-nos ainda mais forças para vencer os desafios deste momento.
14. Curta bons momentos com a sua família. Nada é mais importante e precioso do que a sua família!

> *Oitenta e seis por cento da humanidade sempre estiveram a um passo da depressão e agora os surtados também geram e distribuem conteúdos de péssima qualidade, boatos da era moderna, simplesmente para aliviar as suas tensões psíquicas ou, de forma premeditada, para influenciar você.*

IX – Como se preparar para o que virá depois que a tempestade passar

Observe que todas as sugestões apresentadas até aqui têm por objetivo fazer você se sentir bem, mesmo que esteja no "olho do furação", ilhado pelo vírus, pelas crises e por problemas Agora é hora de fortalecer o seu círculo social e profissional, que foi detonado pela crise.

1. Leia bons livros e faça bons cursos *on-line*. Utilize o tempo livre que tem nesse momento para se preparar de forma inteligente para a retomada que vai acontecer em breve.
2. Veja se a *teleconsulta* é uma alternativa para o atendimento dos seus clientes. Se for um modelo adequado para você, este é o momento para iniciá-la. É importante considerar os aspectos tecnológicos e legais.
3. Telefone para os seus amigos, conhecidos e clientes, levando para eles segurança, paz, tranquilidade e conforto psicológico. Eles também estão sofrendo com o medo ou pânico gerado pela insegurança em relação ao futuro. Não é momento de falar da sua profissão ou de oferecer os seus serviços. Este é o momento de um ser humano falar de coração para o coração do outro ser humano. Seja empático, atencioso e carinhoso.
4. Propague ideias positivas. Seja solidário e se mantenha na mente dos seus clientes. Posicionar-se e ficar por perto é uma estratégia vencedora em qualquer momento. Mais ainda neste momento de isolamento social.

> *Quem não é visto não é lembrado. Este é o momento de ser altruísta.*

Nas relações entre os indivíduos humanos existem três possibilidades de atitudes: o egoísmo, a ingenuidade e o altruísmo. O egoísmo acontece quando tudo é para mim e para o outro nada. O problema do egoísmo é o seu efeito colateral. Agindo assim, as pessoas com quem eu convivo se afastarão de mim, isolando-me. Isso seria ruim para a minha vida e para o meu consultório ou a minha clínica. A ingenuidade é o outro lado da moeda, quando tudo é para os outros, e nada ou muito pouco é para mim. Agindo assim, serei levado a abandonar a minha profissão já que, ao exercê-la, não tenho tempo, nem dinheiro, nem qualidade de vida e, muito menos, reconhecimento social. Altruísmo é quando eu ajudo o outro para que ele esteja bem e me ajude. O egoísmo é uma relação ganha-perde. A ingenuidade é uma relação perde-ganha. Ambas se degeneram para o perde-perde. Só existe uma relação saudável entre os seres humanos, o altruísmo que é o ganha-ganha.

Um profissional da saúde é uma celebridade e um líder local. Preparando-se e tomando esses cuidados consigo mesmo e com os outros, você vai reforçar ainda mais os seus relacionamentos e a sua imagem positiva no mercado. Esse é um momento muito especial para os profissionais da saúde, verdadeiros heróis em todo o mundo.

Seja altruísta! Reflita sobre a missão de vida da Santa Tereza de Calcutá: "Todo aquele que interagir comigo sairá melhor do que quando chegou."

> *Não importa o que fizeram comigo, importa é o que eu faço com o que fizeram comigo.*

Sou eu quem constrói a minha realidade, mais dura, difícil e complicada ou mais leve, simples e harmoniosa.

X – A maior oportunidade do século

O momento está gerando uma demanda reprimida. Demanda reprimida significa necessidades e desejos que não estão sendo atendidos, que estão sendo represados. Por exemplo, minha irmã precisa de um tratamento de canal. Quando ela fará esse tratamento? Agora é impossível devido ao isolamento social. Ela o fará assim que as comportas da represa forem abertas. Isso acontecerá em todos os segmentos, em todos os setores da economia.

> *Você está se preparando para a retomada pós-crise ou está aí paralisado pelo medo, com preocupações que só existem na sua mente, que jamais se materializarão?*

Imagine o que são necessidades e desejos reprimidos de mais de 200 milhões de pessoas no Brasil. Essa será a maior oportunidade do século para quem souber se reinventar, sair da mesmice.

Dentista que só fala de dente é mesmice, assim como cardiologista que só fala de coração também é mesmice. Procure ver e entender o ser humano pleno, no seu aspecto biológico, psíquico, social e espiritual. Amplie a sua visão da vida e do mundo. Reinvente-se! Um dentista tem que entender de gente, do dono do dente. Um cardiologista tem que entender de gente, do dono do coração. Eu tenho falado isso no curso MBA Compacto de gestão e de mercado para consultórios e clínicas desde a primeira turma.

Por que isso? Você deve estar aí se perguntando... A resposta é muito simples! O mundo mudará drasticamente após a crise gerada pelo Coronavírus. Existe algo que se chama síntese dos contrários, onde o bem e o mal são como as duas faces de uma mesma moeda, assim como a noite e o dia. A parte ruim e indesejável da crise aí está, bem em frente aos nossos olhos e dentro das nossas mentes. E a parte boa ainda está por vir e estará entre nós logo que a retomada se iniciar em breve.

> *O cliente que emergirá dessas crises será muito mais exigente e criterioso em seus gastos. Essa reação aconteceu em absolutamente todas as crises do passado.*

Como superar as expectativas desses novos clientes que viveram um sufoco sem precedentes e que agora querem sentir que a vida vale a pena ser vivida? Reflita sobre isso e não perca o tempo adicional que ganhou nesse momento. Faça como os atletas que estão se preparando para as Olimpíadas de Tóquio de 2021. Prepare-se de forma inteligente.

Este momento que vivemos vai passar muito antes do que você imagina. O transatlântico em breve vai atracar num mundo totalmente novo e muito melhor, mais solidário e mais ecológico. Essa crise tem dia e hora para acabar. A cada dia que passa, o fim da crise fica mais próximo. As crises são momentos de grandes aprendizados e de grandes oportunidades para quem estiver preparado para vivê-las.

Resumindo, podemos dizer que a vida vai voltar ao normal daqui a pouco, mas de uma maneira diferente daquela com a qual estávamos acostumados antes do surto. Vai ser um outro padrão de normalidade. O mundo vai se reconfigurar, e o novo cliente emergente da crise será muito mais exigente. Precisamos estar preparados para superar as expectativas desse novo cliente. Para se preparar, primeiro cuide de si mesmo no plano somático, psíquico e espiritual. Logo a seguir, cuide dos seus clientes no plano psíquico. Os passos seguintes são a gestão e o mercado do seu consultório ou da sua clínica.

Para uma reflexão final, deixo uma frase do escritor Luis Fernando Verissimo:

> *"O mundo é como um espelho que devolve a cada pessoa o reflexo de seus próprios pensamentos. A maneira como você encara a vida é que faz toda diferença."*

XI – Meu presente para você

Dentro do compromisso do Grupo Caproni com os nossos clientes e amigos, estamos oferecendo para você um *Check-up* para o seu consultório ou para a sua clínica, com a emissão de um diagnóstico resumido mostrando onde você é forte e onde é fraco. Conhecendo as suas forças e fraquezas, você poderá agir sobre elas otimizando os seus resultados. E, ainda mais, estamos disponibilizando até uma hora com um dos consultores do Grupo Caproni para analisar os resultados com você. Tudo isso gratuitamente. Essa é uma forma que encontramos de ajudar você a vencer os desafios deste momento. Para isso, basta acessar o *link* grupocaproni.com/checkup.

Desejo a você todo o sucesso e conte com o Grupo Caproni para o que precisar dentro da nossa área de competência: gestão do seu consultório, da sua clínica e da sua Vida.

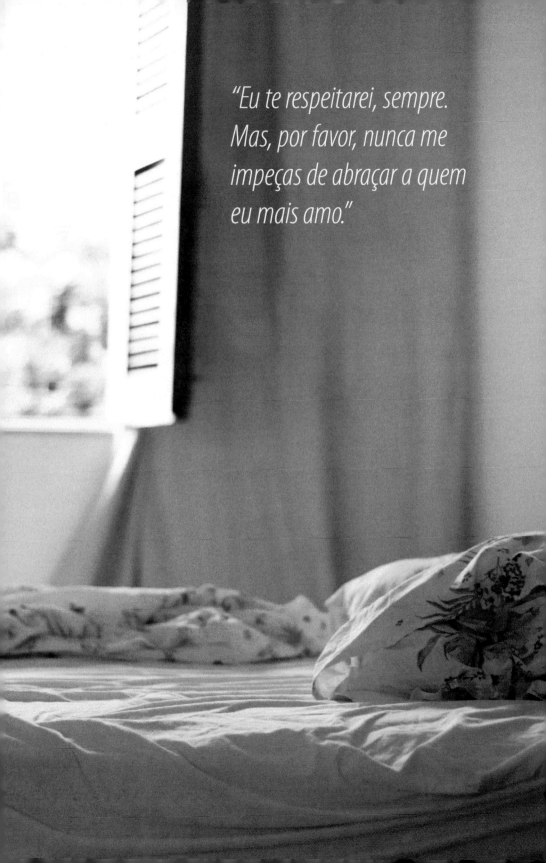

"Eu te respeitarei, sempre. Mas, por favor, nunca me impeças de abraçar a quem eu mais amo."

capítulo 8

O que Realmente te Faz Feliz?

Por Henrique Bacci

A rotina de viagens me absorvia tanto que chegava ao ponto de, muitas vezes, despertar-me em uma cama de Hotel, sem, naquela fração de segundo, lembrar-me muito bem em qual cidade eu estava.

Esta sensação normalmente vinha depois de uma noite agitada e mal dormida.

Esta noite, eu dormi profundamente e sem o uso de nenhum ansiolítico.

Algo absolutamente normal para muitos. Mas não para mim, sempre ocupado e ansioso com a vida agitada que eu mesmo escolhi.

Hoje, meus pés descalços, nesta segunda-feira, revelaram que eu me encontrava em um solo conhecido. Eu estava em casa.

O primeiro som que me chegou aos ouvidos foi o da minha pequena filha, que brincava toda feliz, na sala de meu apartamento.

Caminhei ao seu encontro: que presente Divino, temos um dia inteiro juntos!

Ao me ver em casa (algo tão raro) seus olhos brilharam e ela correu até mim.

Seus bracinhos miúdos me abraçaram e aqueles foram segundos muito intensos.

Era um momento simples e sumamente único.

Mas como estávamos felizes!

Simplesmente éramos nós.

Lá fora, reinava o silêncio total.

Incrível, não era o caos que eu via pela janela.

Era simplesmente o primeiro dia do isolamento obrigatório imposto pela chegada do novo coronavírus.

*"Enfermidade, não te vás
antes de nos deixar claro
porque motivo tu viestes."*

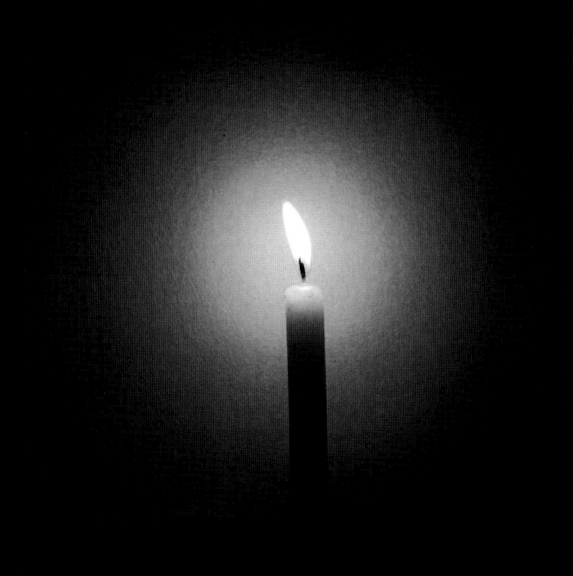

capítulo 9

Aprendendo Sempre
(mensagem psicografada)

Autora espiritual: **Vilma Truccullo Chrestani**
Médium: **Nilton Stuqui**

Quando destituídos do orgulho, livres do egoísmo podemos enxergar na *dor*, um aprendizado eficaz para nossa real felicidade.

Não me refiro à dor física, mas ao aspecto moral.

O que a Humanidade pode aprender com tudo que está acontecendo com a Terra agora?

Muitos estão reconhecendo seus limites físicos e morais.

Outros, compreendendo a fraternidade;

Há aqueles que estão colhendo no íntimo do lar, a lição da tolerância e da convivência;

Temos os que passaram a amar a caridade ao perceberem o quanto ela os torna úteis;

Enxergamos alguns que descobriram que o dinheiro não pode lhes dar tudo que pensavam;

Não são poucos os que estão avaliando a dor de não poder sequer se despedir de um ente amado que desencarnou.

Sabemos de irmãos que pelos canais da revolta procuram culpados para não assumirem que a pandemia é também uma escola para nós ensinarmos o amor ao próximo;

Também temos, em meio a tantos, os que encontram o resgate dos desvios de outras épocas passadas.

E certificamo-nos da força e da coragem de milhares de profissionais de saúde que arriscam suas vidas incansavelmente, a fim de salvar vidas.

Ante tudo isso, pensemos em nosso papel na sociedade e como Espírito em evolução e façamos a nossa parte física, moral e espiritual a fim de que após tudo isso tenhamos nos tornado pessoas melhores.

Este vírus que traz a pandemia assusta a muitos e esconde outras pandemias que assolam a humanidade como o suicídio, o aborto, os acidentes automobilísticos, os crimes passionais e tudo isso não pode ser submetido ao esquecimento por conta da Covid-19.

Chamamos a atenção para a bonança após a tempestade, para o sol que surge após a noite escura do medo.

Tudo isso vai passar, vem passando e a Humanidade aprende que higiene é obrigação sagrada, aprende que solidariedade é trabalho de cada dia, aprende que males quase invisíveis causam terrorismo e dor; não digo apenas no campo dos vírus, mas falo também do aspecto moral como a maledicência, a ignorância, a lisonja, o desrespeito, a crueldade, a indiferença...

A Terra aparentemente se rendeu à um Mal invisível, mas por trás dele há um mundo de interesses que superam a realidade da doença causada pela Covid-19;

Certo que pessoas más retiram proveito da dor, do sofrimento e ignoram que a lei do retorno.

Estas cumprirão o seu papel na cobrança de vida, no templo da própria consciência.

Há esperança, há renovação e acima de tudo, Deus cuidando para que todos nós alcancemos a paz desejada.

Um amigo me disse que: *"os que fazem o Bem atravessarão a pandemia com fé; os menos bons, com ansiedade; os orgulhosos, com raiva e rancor; os ignorantes com descaso; os maus, com revolta e os desonestos, retirando o proveito próprio."*

Cada um reage como entende, pois, que a maior pandemia é do orgulho e do egoísmo, pois esses destroem o tempo todo, tudo por onde passam.

Com fé, conhecimento e amor ao próximo todos encontrarão a recuperação e a paz.

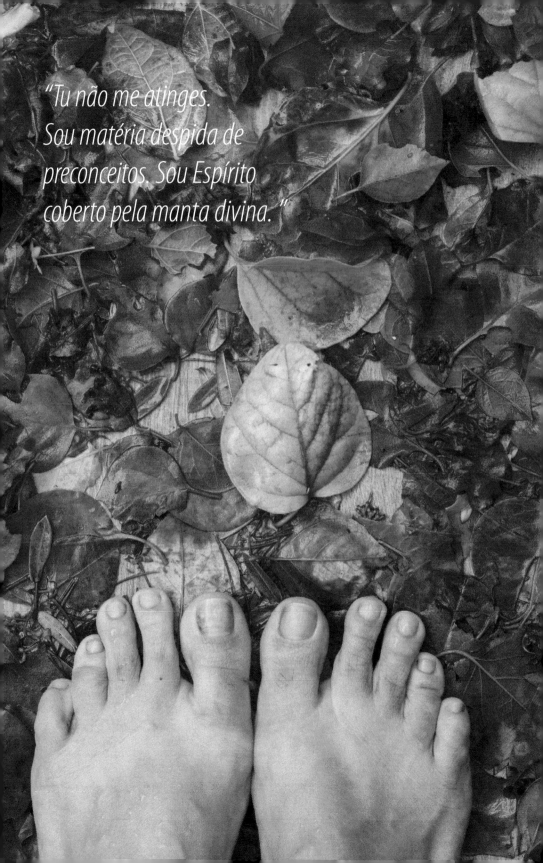

capítulo 10

Momentos de Reflexão

Jurandir A. Barbosa

> *"...não acreditamos que o homem seja produto do meio, mas sim que o meio é produto do homem.*
>
> *Acreditamos que o homem que é produto do meio, é homem com "h" minúsculo e um meio digno se faz com Homens com "H" maiúsculo.*
>
> *Nós acreditamos que devemos evoluir o Homem. "*
>
> **C Charuri (Carta de Princípios), 1980.**

Nos anos 70, alguém teve uma ideia, um pensamento, uma proposição, deliberou, decidiu, acionou e compôs uma música: "O Dia em que a Terra Parou."

Sem dúvida esta foi uma brilhante Tela Mental, que veio se concretizar 50 anos depois, com a presença do coronavírus, que expressa muito bem o que diz a música, pois este microscópico vírus fez o Planeta parar, desde os mais humildes até as Grandes Potências, sem distinção. Revejam!

O DIA EM QUE A TERRA PAROU
(Raul Seixas, 1977)

> "Essa noite eu tive um sonho de sonhador
> Maluco que sou eu sonhei
> Com o dia que a Terra parou
> Foi assim
> No dia em que todas as pessoas
> do planeta inteiro
> Resolveram que ninguém ia sair de casa
> Como que se fosse combinado em todo planeta
> Naquele dia, ninguém saiu de casa, ninguém.
> O empregado não saiu pro seu trabalho
> pois sabia que o patrão também não estava lá
> Dona de casa não saiu pra comprar pão
> pois sabia que o padeiro também não tava lá
> E o guarda não saiu para prender
> pois sabia que o ladrão também não tava lá

Pois sabia que não ia ter onde gastar
No dia em que a Terra parou
E nas igrejas nenhum sino a badalar
pois sabiam que os fiéis também não tavam lá
E os fiéis não saíram pra rezar
pois sabiam que o padre também não tava lá
E o aluno não saiu para estudar
pois sabia que o professor também não tava lá
E o professor não saiu pra lecionar
pois sabia que não tinha mais nada pra ensinar
No dia em que a Terra parou
O comandante não saiu para o quartel
pois sabia que o soldado também não tava lá
E o soldado não saiu pra ir pra guerra
pois sabia que o inimigo também não tava lá
E o paciente não saiu pra se tratar
pois sabia que o doutor também não tava lá
E o doutor não saiu pra medicar
pois sabia que não tinha mais doença pra curar
No dia em que a Terra parou
No dia em que a Terra parou
No dia em que a Terra parou."

> *Esta pandemia da Covid-19 já era anunciada há muitos anos. Mas, como assim? Por quê?*

Nos parece que existe um chamamento Divino, nova Ordem Celestial, no sentido de reduzir a população Mundial, fazendo uma limpeza carnal e espiritual para àqueles que ficarem mostrando e revivendo na carne os Conceitos da Boa Conduta em todas as esferas da Humanidade.

De fato, estamos vivendo uma Crise global e sem precedentes na História recente da humanidade. Uma Crise dessa magnitude exige de todos nós reflexões igualmente profundas que possam contribuir para a reformulação das bases de convivência coletiva. Mais do que nunca, lideranças preparadas para lidar com crises globais são fundamentais para propor revisões dos princípios de uma democracia ainda jovem e frágil, para que nossa sociedade caminhe para uma democracia forte e com valores e princípios compartilhados por todos e para todos.

Existe uma Grande Energia em todo Planeta. Nós fazemos parte desta Energia, que se divide, em Energia Positiva e Energia Negativa.

Qual energia nós estamos emanando todos os dias, individualmente e coletivamente? Lembremos de algumas atitudes do cotidiano.

Somente hoje, só hoje, quantas vezes você disse NÃO, quando poderia ter dito SIM?

Somente hoje, você não teve nenhum pensamento negativo?

Somente hoje, você não articulou estratégias, só para te proteger, para ganhar mais dinheiro, ter mais saúde, ter mais felicidade, etc., etc. SEM se importar com os métodos e com os OUTROS?

Somente hoje, quantas vezes você olhou somente para seu umbigo, sem se importar com a COLETIVIDADE?

Somente hoje, você ignorou e fez que não ouviu um cumprimento de quem adentrou o elevador?

Somente hoje, você como empresário, desrespeitou seus funcionários.

Somente hoje, você como funcionário, procurou enganar seu patrão.

Somente hoje, como você tratou o lixeiro; sua empregada doméstica; o porteiro; a faxineira; etc., etc.

Somado a estes pensamentos individuais, temos também, os derramamentos de sangue, com as Guerras; Genocídios; Estupros em massa; Grandes potências acharcando os menos potentes, etc., etc.

> Estas são pequenas amostras da GRANDE ENERGIA NEGATIVA que se espalha pelo Universo.

Existem muitas Forças Positivas da Natureza que comandam tudo que nos cerca.

De tanto suportar as Energias Negativas, elas se uniram e enviaram então um "bichinho", que para ser visto, precisamos de um microscópio. E este, colocou o Mundo de Joelhos a esperar seus desígnios...

Nuvens Negras cobrem nosso planeta, que dificultam a passagem das Energias Positivas, e então, o Planeta sufocado pelas Energias Negativas, tomou sua Providência para matar o pior dos vírus, O HOMEM.

Vale lembrar que a tal Covid-19, só ataca o ser HUMANO o animal HOMEM, e não ataca os outros animais, preservando-os para manter o equilíbrio do Planeta.

Todos estão salvos, menos o ANIMAL HOMEM.

NÓS MERECEMOS.

É chegado a hora.

Espero que tiremos proveito destes ensinamentos e saibamos retornar diferentes em todos os aspectos.

Harmonia e Integração com a coletividade é o desejo de todos.

Claro, um novo Mundo terá que nascer. Nós teremos que construir algo completamente diferente.

O HOMEM estará diferente, e assim o MUNDO não será mais o mesmo.

Tudo é um fator de Consciência individual e de MERECIMENTO. É a parte que nos cabe.

Pensamento espiritual

Qual a aparência de um apartamento, quando chegamos com nossa mudança.

Completamente revirado! Mala pra cá, pacote pra lá...Móveis desmontados...

É o que tá acontecendo com o Planeta Terra.

Aparentemente, nós estamos vivendo uma confusão tremenda, não é? Uma série de atos terroristas; tragédias climáticas. Tudo isso está de acordo com o que?

Nós temos duas atmosferas. Uma psíquica e uma física, que é a material.

A atmosfera física são os ventos, são as marés, são os tufões.

A atmosfera psíquica interfere na atmosfera física.

Muito bem, qual a atmosfera psíquica que você esperaria encontrar num planeta onde são realizados, por ano, mais de 100 milhões de abortos criminosos?

Qual deve ser a atmosfera psíquica onde dois dos maiores comércios são o de armas e o de drogas?

Qual deve ser a atmosfera psíquica do planeta onde somente a Segunda Guerra Mundial ceifou 75 milhões de vidas?

Qual deve ser a atmosfera psíquica do planeta que em todo momento, em todos os dias, alguma Guerra está acontecendo? Então, esse é o planeta em que nós estamos vivendo.

Lembram-se quando houve o terremoto no Haiti. O mundo inteiro ajudou com mantimentos, com roupas, etc. Isso é o lado positivo dessas tragédias.

> *Segundo Gandhi, "quando você atinge a plenitude do amor, você consegue neutralizar o ódio de milhões."*

Àqueles que insistem no mau comportamento, sendo de qualquer atividade, não poderão permanecer aqui. Terão que recomeçar a lição tudo outra vez.

Pensadores dizem que existe uma deformação de alguns Espíritos, como por exemplo, os carrascos nazistas, que é tão profunda, que eles não terão condições de reencarnar no corpo físico igual ao nosso.

E terão que reencarnar em planetas que, em relação a Terra, estarão na Idade da Pedra. Como trogloditas. Ou seja, vão recomeçar a lição toda, outra vez.

> **Invisível...mas existe!**

Para aqueles que não acreditam no Invisível, para aqueles que não acreditam em Energia Positiva e Energia Negativa e seus efeitos, para aqueles que só acreditam naquilo que conseguem ver, talvez a pandemia, através de um vírus invisível, possa fazê-lo ver através do sofrimento e rever seus conceitos e possam enxergar, mesmo com seus olhos vendados, algo além, como… o "Amor"", sentimento puro, que vem de dentro para fora e se expressa de forma única. Na sua essência habita o arquétipo da bondade e pureza…, emanando somente Energia Positiva, que abraça e interpenetra nas entranhas do outro, aumentando assim a Camada Positiva, livre da maldade, rancor e impurezas, que vai Regenerar o Planeta.

Interessante, o "Amor" é invisível…, mas ele existe.

Impossível defini-lo pois ele é obra total do sentir, que é a expressão de algo Superior, muito Superior, único e impossível de expressar em palavras. Só sentimento.

Vida profissional

Desde há muito tempo, venho notando uma mudança de Valores Profissionais, que inevitavelmente vem afetar o Movimento Planetário, pois são jorradas Energias Negativas, todos os dias, como praticar o exercício da profissão somente para o ganho do vil metal, não se importando com as consequências.

Aplicação de novidades tecnológicas, sem ter o preparo para isto, levando muitas vezes seus pacientes às mutilações irreversíveis.

Todas as profissões da área de saúde estão avançando rapidamente. Especialmente nossa Odontologia de Última Geração, esta é e sempre será muito bem-vinda, porém sem se esquecer que o diagnóstico é como uma Assembleia Geral: ela é absoluta!

Diagnóstico, só tem um certo, para inúmeras formas de tratamento, desde que todas essas formas tenham sido devidamente treinadas.

Qual é a sua consciência, perante tudo isto. Tem reservado o tempo necessário para treinamentos, ou…nesta época de reflexão, pergunto, o que estou fazendo para o outro? Estou devolvendo saúde ou penso só nos lucros?

O comprometimento com o aprendizado tem trazido nos últimos tempos, alunos que nos abrilhantam e exercem sua profissão, como um sacerdócio. Eles me enchem de orgulho, pois sempre estão à procura do melhor para oferecer aos seus pacientes. Esses praticam a Energia Positiva.

Porém, nem todos são assim, infelizmente. São àqueles, que buscam só pelo diploma e não pelo aprendizado consistente.

Lamentavelmente são muitos que praticam a Energia Negativa, que contamina o Mundo, cobrindo-o com uma nuvem negra.

Somos, também, profissionalmente, responsáveis pela Covid-19.

Não adianta reclamar.

A crise Global Profunda e sem precedentes, na história recente da humanidade, passa também pelo nosso comportamento profissional.

Se sua Energia sempre foi Positiva, saiba que dias melhores estão reservados para você na sua Vida. Se sua Energia sempre foi Negativa, seja consciente e reveja seus Conceitos, se ainda der tempo.

Reflexão final

Eu, você e toda Humanidade.

Todas as nações do Mundo se ajoelharam perante ao invisível.

Nenhum dinheiro do Mundo, pode aplacar o medo que hoje habita os corações dos seres.

A capital mundial do dinheiro finalmente descobre que não é possível comer e respirar o Ouro.

A cidade Luz mergulhada nas trevas.

A cidade eterna parece condenada a encontrar seu fim.

Enquanto isso o Planeta Terra, organismo Vivo, aproveita a ausência do Homem e se cura.*

Rios estão ficando cristalinos, o ar esta mais puro em todo o Mundo e as estrelas estão mais visíveis.

Enquanto a solidariedade se destaca em alguns, outros exacerbam seu egoísmo, sem se importar com a coletividade. É fácil descobrir quem serão os futuros moradores da Terra regenerada.

Teremos que aprender na dor da solidão, a importância do coletivo.

A importância do coletivo. Sentirão na falta de contato humano a importância de um abraço.

Os inúmeros contatos virtuais diários, não serão suficientes para aquecer seus corações.

Àqueles que tem consciência do atual momento, serão bem-vindos a um Planeta REGENERADO.

Um dia o Planeta literalmente vibrará só com as Energias Positivas.

Convido a todos a entrar nesta Vibração, e assim faremos parte daqueles que construirão "UM MUNDO BEM MELHOR"

Crepúsculo

Chegando ao final, gostaria de lembrar e agradecer o convite feito pelo colega e amigo Henrique Bacci, de quem tenho o maior apreço, a escrever essas poucas linhas, fazendo uma Reflexão sobre o momento pelo qual estamos passamos.

Estando sobre a Estação de Outono, gostaria de finalizar com algo sublime, para mim, lembrando de um Grande SER, um Filósofo. Peço licença para deixar escrito aqui, um de seus pensamentos.

"No Outono, quando os frutos abandonam as árvores que lhes fizeram nascer, e jogam-se ao chão...

No Outono, quando as folhas verdes perdem o seu viço e param de alimentar com seu metabolismo de néctar etéreo das radiações solares, a planta, e a abandonam...

No Outono, quando os pássaros migram para novas paragens, colocando o silêncio e tristeza em torno das árvores que lhes acolheram durante as boas estações, somente para lhes ouvir o canto alegre e festivo, e sem mais nada pedir...

No Outono, quando a própria terra que se beneficiou com sua sombra refrescante torna-se seca e árida, negando alimentação...

No Outono, quando todos aqueles que admiraram e aproveitaram sua beleza, também a abandonam, a árvore mantém-se viva e serena. Não desanima e aguarda. Conhece a sua missão e não se desespera. Não odeia e nem vinga.

Sabe que a humilhação sobreviverá a exaltação, e, por isso, aguarda com soberba coragem o inverno que haverá de cobri-la com nuvens cinzentas e lamacentas de humilhação, numa tentativa final de destruí-la.

Mas, na sua seiva corre o Espírito do Eterno, e ela disso bem sabe, tem consciência. E, numa atitude passiva e resignada, entende a efemeridade dos tempos.

Então, passados estes, vê nascer em seu mais distante ramo um broto, como que lhe anunciando as recompensas por tamanha Coragem. É a Primavera que surge.

E, novamente, a terra volta a lhe dar alimento, as folhas retornam com seu verde de Esperança, os pássaros em seus galhos fazendo morada, as flores e os frutos a lhe enfeitarem e, finalmente, as pessoas a lhe admirarem. É a glória, conquanto que passageira, mas por demais nobre para ser desprezada.

Nas estações de Outono, saiba imitar a Árvore."

C. Charuri (Outono)

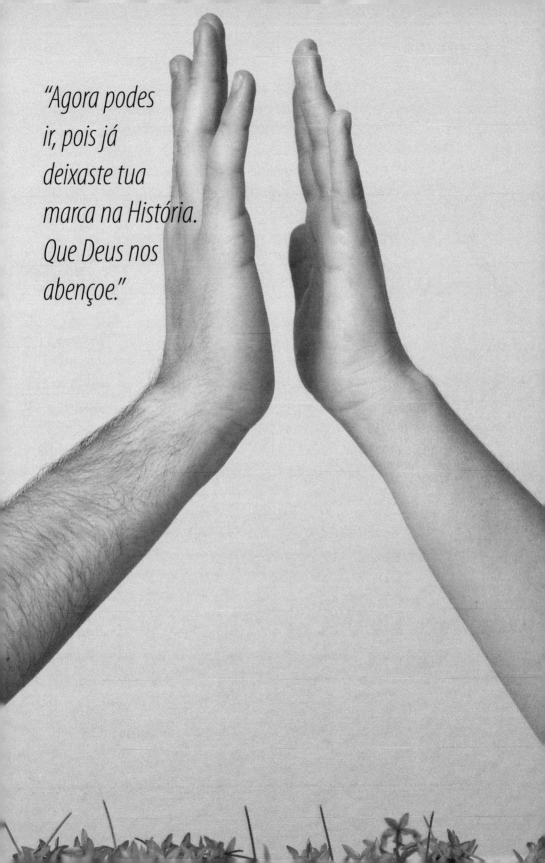

"Agora podes ir, pois já deixaste tua marca na História. Que Deus nos abençoe."

capítulo 11

Pandemia do Despreparo

Jacyr Leal

Não era uma notícia qualquer, mas uma daquelas que a gente não quer ouvir. É verdade que durante a vida recebemos muitas notícias ruins, como a da morte de um familiar, um parente próximo ou qualquer pessoa que tenha passado por nossa vida. E sentimos sempre algo pesado no peito. Afinal, todos que passam por nós deixam parte de si mesmos e também levam parte de nós. Parece um aforisma tolo, mas é absolutamente verdadeiro.

Naquela manhã eu recebi a notícia da morte de um grande amigo. Um colega médico e da mesma turma. Era alguém que passou comigo longas madrugadas, estudando exatamente para que outras pessoas não sofram, não saiam de cena mais cedo e não morram.

"Como assim?", eu pensei.

Quero contar aqui que não era uma morte *como outra qualquer*. Não que mortes sejam comparáveis, nem por ele ser meu amigo. Mas, ele havia morrido sob a batuta do coronavírus. Uma doença que, para nós, começou também como um fato qualquer, lá do outro lado do mundo, numa China tão distante... e, de repente, mata alguém ao meu lado?

"Como assim?", eu repito.

Estamos acostumados a assistir às tragédias por ações da natureza ou do homem, acidentes graves... mas, estes são fatos sobre a vida de desconhecidos. Não quero dizer que não tenham importância. Porém, aquilo que parece um filme de ficção, está longe suficiente para ser apenas mais uma triste história. E, segue-se a vida que, subitamente, derruba alguém ao seu lado. A comunicação diz para o nosso cérebro que não se trata de um filme de Hollywood. É real. Medo. Inicia-se imediatamente a autodefesa, a autoproteção e o instinto de sobrevivência.

> *Nosso cérebro foi organizado por milhões de anos para fugir ou lutar. Algo tão primitivo, mas totalmente necessário. Porém, principalmente nos dias atuais, muitas vezes mais atrapalha do que ajuda. Quando não se consegue pensar.*

Eu havia recebido a notícia em um grupo de mensagens, entre amigos médicos, colegas daquela época, da mesma turma daquele que estava sim com o vírus, internado em estado grave, mas... ele não havia morrido. *Fake News*, para usar um termo moderno do qual eu não acho graça alguma.

Como assim? Mais uma vez?

Vou te incomodar com tantos *como assim* porque é espantoso saber que não estamos preparados para pensar e apenas reagimos de modo anárquico, primitivo, principalmente quando a vida exige que façamos o bom uso do maravilhoso cérebro que ela construiu em nós. Um cérebro avançado, novo, estratégico. Exclusivamente humano. E meus colegas, dando *notícias tortas*?

Pois é verdade. Pouco importa o nível de formação acadêmica, cérebros reagem – fogem ou lutam. Havia iniciado a loucura, o pânico e cérebros primitivos funcionando à toda força e em toda parte e em todo o mundo. Para mim, portanto, não era uma pandemia viral, mas uma *Pandemia da Loucura,* parcialmente corrente em nossos dias, mas, que de um modo ainda pior, se realizava bem à minha frente.

Não é de hoje que notamos algumas loucuras em todos nós. Ilusões, nas frenéticas trocas de carro a cada ano, de endereço (sem uma real necessidade) e até de esposa ou marido. Estas ações não escapam da grande perturbação mental proporcionada por um mundo cada vez mais acelerado, ilusório, produzindo cérebros infantilizados.

Diversos estudos apresentam que nunca tivemos uma sociedade tão imatura. A mentalidade que vem sendo desenvolvida desde o final da Segunda Grande Guerra não nos permite evoluir, '*adultizar*'. Nunca nos tornamos adultos. Aqui, não haverá espaço para desenvolver este tema tão importante para todos nós. Apenas uma constatação, que você até pode não aceitar. Então, vamos seguir pensando nas loucuras desses dias, frente a invasão de um pequeno vírus em nossas vidas.

Confirmei que meu amigo não havia morrido. Logo pensei: por quê estavam todos assim *correndo e gritando para todo o lado,* quando a coragem e melhores atitudes deveriam se apresentar nesta hora de combate? Isso, para todos nós!

Como naqueles filmes de zumbi onde muitos figurantes tropeçam, caem e se atrapalham ao seu lado, enquanto você corre. Assim estavam as mídias sociais, os noticiários, as conversas fora e dentro das casas.... Fiquei chocado ao ver um médico (ou se intitulando médico), não sei, chamando as pessoas para a clínica dele porque ele havia descoberto *a fórmula salvadora* contra a pandemia e a estava vendendo por um preço bem acessível. Zumbi, pensei. Nossa! Eu ainda estava pensando. Então? O que pensar, o que fazer? Já não basta um vírus e surgem aproveitadores?

Não que eu seja o *top* super-herói, protagonista inabalável de um filme de ação, aventura ou de terror, mas, com aquela loucura instalada, era necessário organizar as ideias e agir rápido. É fácil falar (e escrever), em retrospectiva. Agora, já avançamos na primeira onda e estamos no olho do furacão e ninguém sabe exatamente o que irá acontecer.

Como chegamos até esta exposição das nossas loucuras?

Começamos a receber notícias vindas da China, suposta origem daquele Mal, que logo estava em quase toda Europa. Tudo indicava que faltavam apenas alguns dias para o drama chegar aqui. Corra! Histórias de importantes cidades que se tornaram fantasmas, ninguém nas ruas, notícias de pessoas proibidas de sair de casa, multas e prisões para quem descumprisse essas ordens. Muitas mortes. Médicos tendo que escolher entre quem iria viver ou morrer porque simplesmente não havia respiradores e leitos intensivos para tanta gente infectada e cadáveres sendo colocados em câmaras frias e covas comuns, sem que os parentes sequer pudessem se despedir. E aí? Fugir ou lutar? Fugir para onde? Lutar com quem? Era, de fato, verdade tudo aquilo?

Como médico, era hora de começar a pensar estrategicamente – afinal, cérebro primitivo é muito bom, funciona e protege de modo automático. Mas, era também hora de potencializar ao máximo o nosso lobo frontal, criado pela natureza, destinado exatamente para termos uma visão do futuro e de um planejamento estratégico. Isso é o mínimo que se espera de um médico durante uma emergência. Enquanto o racional pensa, o primitivo mantém o coração batendo, a pressão adequada, a respiração no ritmo certo, o suor para manter a temperatura..., e tudo mais que precisamos para suportar com SUPERCONSCIÊNCIA ao ataque que já é visto no horizonte. Icem a bandeira! Grita o comandante! Preparem-se para o combate!

E segue a loucura.

Surgem teorias sobre um vírus construído em laboratório para dominação do mundo pela China – iniciava-se assim a Terceira Guerra Mundial, com armas vivas e inteligentes, capazes de destruir pessoas indesejadas e manter *em pé* os locais a serem dominados. Coisa impossível para armas atômicas. Bem, pode até ser verdade, mas até agora o vírus parece, para a ciência, que é algo natural... coisa de pessoas que comem morcego e outras criaturas abatidas no momento da compra, em uma complicada questão cultural, habitual em mercados espalhados por toda uma China. Aparentemente, este hábito ainda é parte de um período medieval, apesar dos reconhecidos avanços capitalistas em um mundo comunista – este, um paradoxo maior do que comer morcegos *quase* vivos.

Aqui, entra a Covid-19...

Os coronavírus já estavam descritos nos meus primeiros livros mais antigos de Clínica Médica. Eu resolvi pesquisar em duas revisões do *Current Medical Diagnosis & Treatment* – CMDT, Lange, que eu havia adquirido em 2009 e 2018. E lá estava o coronavírus. Novo? Acho que não. Aliás, um surto pandêmico anterior do coronavírus surgiu em 2012, na Arábia Saudita e transmitido por camelos. Matou muita gente na época. Mas, como não havia questões de interesse político..., acabou, como todas as outras pandemias no mundo.

Na verdade, de repente, as ações de grandes empresas ocidentais foram derrubadas por um bicho que ninguém enxerga e os grupos chineses aparecem comprando tudo a precinho de vírus... isto tudo gera muita desconfiança.

Na verdade, houve um atraso brutal e inexplicável de comunicação por parte do Governo chinês, com notícias de prisão e desaparecimento de médicos e cientistas que tentaram avisar o mundo.

Na verdade, houve uma demonstração clara da Organização Mundial de Saúde absolutamente próxima e em consonância com o governo chinês...

Na verdade – das muitas verdades, entre plicas – não temos certeza de nada. Quando existem muitas verdades, desconfie, elas não existem (ou são frágeis ou tolas).

Eu fiz uma pequena publicação nas mídias sociais para tentar acalmar os ânimos. Aliás, fiz dezenas de frases, textos e vídeos. Esta é uma delas:

"Quando pensei que sabia tudo, veio um pequeno vírus e embaralhou toda a minha verdade". Poucos entenderam.

Eu não tenho qualquer capacidade (nem competência) para analisar questões da geopolítica mundial. Esse é um cenário extremamente complexo. Prefiro, por hora, manter meu pensamento em nós, humanos. É o que escreverei neste Capítulo. Nem tanto sobre o vírus, mortes e medicamentos. Não! Mas, frente ao medo que causa o pânico e que leva à loucura. Algo tão primitivo em nós como comer morcegos. De vírus, eu entendo. De humanos, também – digo um pouco, nem tanto, porque os humanos sempre me surpreendem.

Sentimentos, ações e uma crise deflagrada

Escrevo hoje, primeira quinzena de abril de 2020, alguns dias depois do que era esperado ser o ápice do ataque viral, com dezenas de milhares morrendo nos hospitais, sem leitos para atender a tanta gente. Esse chamado *pico da ação viral*, em nossa cidade, Curitiba, não se confirmou até este dia 15.

Apesar de já sabermos muito mais agora, a maioria da população ainda tem muito medo e as muitas teorias, assim como o ódio entre as pessoas, aumentam a cada minuto. Uma situação de desestabilização perigosa. É urgente uma resposta de Estado. Este mesmo Estado que tem muita gente tentando derrubar, usando a Crise como instrumento.

Naqueles primeiros momentos, nas primeiras notícias, não havia apenas uma única coisa a fazer, mas várias. Proteger a família e pensar em como fazer o tal isolamento pedido pelo governo; no meu consultório, como não deixar de atender as gestantes e as urgências? Alimentos, pagar as contas... Cancelei palestras que já estavam agendadas, porque não se deve arriscar aglomerar pessoas, e isso num momento que aquela remuneração seria tão necessária para mim; também foi *por água à baixo* o início de um trabalho com jovens se preparando para o primeiro emprego junto com o lançamento digital do meu programa que venho construindo desde 2003 e ali se tornaria realidade. Tudo (e muito mais) adiado, frente à gravidade do momento. *Stop everything*!

"Está tudo certo, sempre"!

Explicarei no final sobre esta frase, tão importante para o nosso equilíbrio.

Na função de médico, precisamos estar sempre atentos e preparados para *o inesperado*. Sim, o que não é esperado. Parece tolo repetir isso, desse modo, mas num momento como este é preciso *ser claro e pensar com calma*. Você pode argumentar que médicos são treinados para agir. Mas, como adultos, precisaríamos estar todos *ligados em 220v* e preparados para qualquer coisa e não apenas nós, os médicos.

Sim, você poderá argumentar que nem todos estão prontos para isso. Concordo. Mas, os adultos que merecem esse título precisam estar *listos* não apenas para alguma técnica mecanicamente aprendida, mas, principalmente, com o seu lado emocional no lugar, equilibrado, amansado. E o que eu vi entre muitos colegas, decididamente, não foi *o esperado*.

Contudo, somos humanos, não somos? Falhos e pecadores. Pois, passa da hora. É preciso parar de falhar e pecar. Urge mostrar de que material fomos formados. Que caráter foi construído e que Espírito vive em nós.

Gente correndo para os supermercados, fazendo reservas provavelmente não tão necessárias assim, deixando muitos (outros) desabastecidos. "*Ah! Tenho que me precaver*". "*O outro? Que se...!*" Será? Como posso estar *precavido* se alguém está com fome, frio ou medo? Este não é um pensamento médico, afinal, vi médicos com carrinhos cheios no mercado enquanto eu comprava água para a minha esposa e filha. Ser médico é muito além do que um diploma pendurado na parede. Não existe medicina sem o outro.

Gente com máscara, gente sem máscara, culpa do governo, da oposição, da imprensa, deste ou daquele..., um bando de cérebros primitivos correndo para todo lado, sem saber para onde ir, com muita fé apenas em um vírus que veio como sinal dos céus para destruir a humanidade. "*Apocalipse*", ouvi de alguns no caixa do supermercado. "*Estamos pagando os nossos pecados*" esbravejou outro. "*Meu Deus! Meu pai ainda não aceitou Jesus*"! Grita um mais desesperado, já com uma bíblia nova nas mãos para levar ao suposto candidato ao inferno. "*Jesus*", pensei eu. Será que tudo o que Ele tentou ensinar no passado não adiantou nada? As pessoas ainda passam fome de pão, peixe e razão até hoje? Cheguei em casa e disse à minha esposa:

"Precisamos fazer algo útil"

Ela me contou que estava preocupada com tantas mensagens negativas, casais se divorciando porque não estavam preparados para ficarem tanto tempo juntos em casa, numa quarentena..., bendito isolamento que se avizinhava. Curioso, no início muitos fazem *juras de amor* e desejam uma ilha solitária onde só o casal possa vislumbrar a lua... e hoje sentem arrepios, não mais aqueles do passado, e apenas porque finalmente *encontraram a ilha*.

"*Vamos fazer uma LIVE*"?, disse minha esposa. Muitos estão presos em casa, sem saberem o que fazer. E estão brigando, sofrendo, com medo de um bichinho que nem enxergam.

Sim, respondi. É verdade. Podemos tentar sermos úteis.

Vamos começar conversando sobre esse vírus, trabalhar o medo e as evidências científicas atuais. Ninguém sabe tudo. Mas falaremos o que sabemos hoje e como, habitualmente, sempre pelo lado bom das coisas.

> *Acredite, sempre há o lado bom das coisas.*

Marcamos para 21:00h porque imaginamos que *as coisas da casa* (de todas as casas) já estariam mais resolvidas, como jantar, preparar filhos, enfim, rotinas em uma família e a aproximação da noite sempre pede um ombro amigo, quando o medo ronda. Queríamos ser este ombro. Não para alguém chorar, mas para mostrar que há verdades muito mais importantes para fazer e viver do que apenas chorar.

Havia 1800 pessoas nessa LIVE, afinal convidamos todos, iríamos comentar sobre a Crise (u*m terrível monstro*, para muitos). Sucesso interessante para uma primeira experiência que nunca havíamos realizado. Convidamos todos para outra LIVE no dia seguinte, porém, o assunto seria sobre relacionamentos, sentimentos, emoções... um manual de orientações sobre o cérebro. Afinal, imaginei eu, precisamos pensar juntos para passar por esta Crise de uma maneira melhor possível. Vieram 600. Bem, pensei..., apesar que muitos adoraram, se empolgaram, elogiaram..., noutra, 300... Será que não estou agradando?

> *Alguém disse de lá! "Não! Muito bom! Mas estamos assistindo ao Jornal Nacional".*

Bam, Bam, Bam..., Tam, Tam, Tam..., Bam, Bam... e surge o repórter de terno e gravata, com cara de sério, respeitado, e começa: "Milhares de mortos em todo o mundo"; "ataque planetário vindo da China"; "presidente dos Estados Unidos fecha o país"; "Deus nos deixou"; *Tam, Tam, Tam*... (aumenta a música para aguçados corações acelerados, gotas de suor caem pelas têmporas de cidadãos do mundo vendo o bicho entrando pelas portas e janelas, casais discutindo; crianças brincando, nem aí; idosos, dormindo...); cidades na Itália estão vazias; O Papa, às moscas no Vaticano...; *Bam, Tam, Bam, Tam, Tam, Bam*....

Você acha que alguém *normal* vai assistir uma LIVE falando de amor com tanto perigo em volta do sofá?

Sim, restaram uns 300, inclusive alguns conhecidos da Itália, Espanha... pessoas que enxergam bem o futuro enquanto buscam viver melhor o presente. Sorriem enquanto *os cães ladram*. Talvez coisas de Victor Frankl – direção, enquanto a maioria reage ao inconsciente de Freud – medo.

Mesmo que Freud tenha falado tanto da libido, como um motor para a vida, a maioria, com medo, adora *Thanatos*, o Deus da Morte e, desse modo, nem consegue ver nada de Victor Frankl.

Estes meus comentários são resquícios psicanalíticos em mim por minha frustração da LIVE ter perdido em audiência para o Jornal Nacional. Não, na verdade, perdi para o medo e ao despreparo humano para *surpresas* e, por outro lado, não perdi para a vergonha que tenho na cara.

Governadores decretam quarentena obrigatória esquecendo as diferenças em cada cidade, vila e bairro. O Governo pensa em mapear as pessoas para acompanhar a evolução e deslocamento do vírus, o que sabidamente, permite estratégias inteligentes para o combate. A oposição afirma que isso é algo nunca visto na História – o controle de localização sobre as pessoas. Deus! É muita gente dando palpite e o governo central mal pode pensar em agir porque está preso a um Parlamento e a um Judiciário hipócritas (palavra da moda) e corrupto (termo já comum, incorporado).

Bandidos foram soltos em nome da doença, quando o lugar mais seguro que poderiam estar, frente ao vírus, era no isolamento das penitenciárias. Mas, quando comparsas aqui fora *detêm a caneta*, encontram *habeas vírus* para todos, enquanto pessoas normais são presas porque estão sentadas sozinhas em um banco de praça, tomando uma garrafa de água. Eu vi, ninguém me contou. Loucura é pouco.

Começa a batalha pelo tratamento

Drogas, momento ideal da utilização, efeitos colaterais, veracidade dos fatos, interesses outros... No início, ouvi de autoridades médicas que, para a complicação respiratória induzida pelo vírus, a intubação e uso de respiradores precocemente parecia ser a principal indicação. Proibidos estavam os corticóides porque demonstravam piorar os quadros grave. Hoje, estão usando corticóides e anticoagulantes e menos intubações. Sim, a ciência progride, regride, varia, *vareia, vai rua*!

E surgem a cloroquina e a hidroxicloroquina como uma grande esperança. Um medicamento barato, muito conhecido nos países tropicais devido ao combate contra a malária. Medicamento que também atende outras doenças, há dezenas de anos, como Lúpus e outras patologias. Pessoas saem desesperadas da frente da TV e do Jornal Nacional e correm para as farmácias. Acabou o remédio. Doentes que dependiam deles ficaram sem, afinal, diziam os *loucopat*as: *"vou é tirar o meu vírus da reta"*.

A reação da Medicina foi imediata. Puristas querem que a ciência vá até a palavra final sobre a indicação para o uso novo de um velho medicamento, mesmo que seja uma medicação segura e conhecida por mais de 70 anos. Sim! Verdade, convenhamos, não se brinca com remédios, sendo que nem receita este medicamento precisava antes se se tornar a grande esperança contra a doença.

Mas, conta para mim, quanta evidência científica é preciso ter quando se tem alguém morrendo com falta de ar na sua frente? Como eu fiz este e outros argumentos, alguém da área de saúde me enviou uma mensagem com todo o protocolo exigido, desde a opinião até o estudo duplo cego com... Claro que eu sei! Este meu *claro que eu sei*, não é arrogância, mas um conhecimento que já viaja adiantado nas mãos de grupos de respeito dentro da Medicina brasileira e internacional, com um nível alto de evidência, apenas ainda não aceito com unanimidade pela comunidade científica. Mas é uma guerra! Não vamos perder tempo aqui com as absurdas discussões de egos, tendo já resultados lógicos e palpáveis, no caminho para evidências cada vez maiores – para o bem ou para o mal. Não somos idiotas, só porque poderão frustrar algumas expectativas mais tarde.

Porém, repito: tem alguém morrendo à minha frente. É preciso agir!

Lembro-me, quando pequeno (bem pequeno), meu pai comandava um Banco de Sangue em nossa cidade. Fui com ele algumas (poucas) vezes levar sangue para pacientes internados em hospitais. Lá chegando, ele me mostrava como *tipava* o sangue de alguém (para descobrir se era A, B, AB, O..., negativo ou positivo). Lembro que ele colocava uma gota de sangue em uma lâmina e gotejava sobre ela um liquido reagente. Mostrava para mim, contra a luz... – "Olhe, fez areinha, não fez areinha..." Explicou-me porque precisava saber o tipo de sangue. Lembro-me de dizer que se ele errasse o teste, o sujeito podia morrer. Então, perguntei... "Mas se ele estivesse morrendo e não desse tempo de *tipar* o sangue, isto é, descobrir qual sangue deveria dar pra ele?" Para minha pergunta infantil, ele até que respondeu como para um adulto. "Injeta-se até água para manter o volume circulante e assim acertar a pressão arterial... até poder fazer outra coisa." Afinal, tenta-se tudo para não deixar o *sujeito* morrer. Nunca mais esqueci. Eu devia ter cinco ou sete anos, no máximo. E tenho certeza que depois, fora da situação, muitos iriam criticar a decisão da água na circulação. Deixa morrer então. Alguma chance, para quê?

Tudo que estiver ao meu alcance, será feito

Hoje, faria tudo para não deixar você ou alguém que você ama morrer. Acho que a diferença está aqui. Sempre que pensamos no assunto, o *ser* que está lá morrendo, quer seja por falta de ar em um leito de UTI ou caído no asfalto com a artéria femoral sangrando até não ter mais o que sangrar, "não tem nada a ver com a gente." É um estranho. Pois é. Nenhum ser humano deveria ser *um estranho*. Não há como fazer um garrote para estancar a hemorragia, até que chegue ajuda? Vou sentar em cima da perna do cara no asfalto, vou escutar os gritos, mas não sairá mais uma hemácia daquela artéria rompida sem a minha autorização.

> *Eu não vou deixar você morrer. Ponto. Depois ouço as críticas.*

Uma vez, meu filho, então com cinco ou seis anos, perguntou-me porque eu cumprimentava as pessoas na rua, por onde passávamos. Ele perguntou primeiro se eu os conhecia. Respondi que não. Mas, então por que eu o havia cumprimentado se ele era um estranho? Brincando, eu comecei respondendo a ele que aquele não era estranho. Afinal, ele tinha um rosto, com olhos, nariz, boca... Se reconheço isso, não é estranho. Pode até ser um nariz feio, mas sei que é um nariz. E logo complementei: "ele veio de alguma casa e voltará para casa assim como nós.Lá tem pessoas que ele ama e que o amam, assim como nós temos. Todos os dias ele sai para trabalhar ou estudar, assim como eu e você. Infelizmente não sei o nome dele, porque há tanta gente no mundo que é difícil guardar o nome de todos. Mas ele respira, se alegra, sofre, ama, assim como a gente. Não vou deixá-lo morrer. Alguém irá sofrer e chorar muito por ele. Não posso permitir isso, quando algo ainda possa ser feito".

Ideologia é acreditar em alguma coisa. Simples assim. Já, imaturidade é quando queremos impor nossas ideias ao outro. Mau caráter é quando manipulamos fatos e pessoas para este intento. Mas..., quando não enxergamos *o outro* morrendo ou vemos e não agimos. É o ápice da loucura e da imaturidade. Por isso digo que o problema não é o vírus. Este é apenas mais uma dificuldade para adultos superarem. O problema é: onde estão os adultos?

Médicos hoje, enquanto escrevo este texto, foram enfim liberados para usarem o tratamento que dispõe e desejam para os pacientes, vítimas do coronavírus. Mas, apenas quando controlados por eles, na evolução e início dos sintomas pulmonares que indicam complicação – a dispneia (falta de ar) para tentar evitar que a doença progrida a uma destruição maior da árvore respiratória. Esta decisão do Ministério da Saúde é ótima, ao meu ver. Atrasada, mas veio. Verdade, eu dizia e escrevia sobre essa necessidade de flexibilizar as evidências, já há algum tempo.

Vamos esperar derreter um pulmão para então tentar medicar, ou deveríamos indicar a medicação antes da destruição, já que havia suficiente comprovação de que a terapia zera a carga viral em poucos dias e a recuperação de assim muitos daquelas possíveis vítimas não mais fariam parte da musiquinha nas estatísticas de mortes nas mídias ideologizadas?

Dizem que a cloroquina dificulta a entrada do vírus nas células humanas e, mesmo quando conseguem entrar, a medicação dificulta o uso de materiais celulares que os vírus necessitam, o que impede a multiplicação e, como consequência, a evolução da doença. Associada a Azitromicina combate infecções secundárias por bactérias e o zinco ajuda a aumentar a imunidade.

> *Restarão, para todos nós, diversos documentos sobre um vírus que alterou a história da humanidade. Mas, será que nós seremos alterados para melhor?*

A batalha campal e ideológica segue firme. Você saberá hoje (enquanto lê aqui) o que aconteceu nos dias que se seguiram até eu finalizar este texto em abril de 2020. Eu só saberei depois, junto com você. O que quero dizer..., hoje, ninguém sabe. Mas, todos os imaturos junto com os maus-caracteres afirmam conhecer e possuir a verdade. Certezas absolutas e manipulações totais. A única coisa que eu sei é que estas pessoas precisam urgentemente de ajuda. E, como médico, não posso dizer que não é comigo. Vou sentar em cima da artéria até ela se calar e o outro respirar aliviado.

Sempre é tempo para dizer que não sou eu o dono da verdade, que não tenho as repostas. E meu ego está sob controle. Essas afirmações não são defesas sofistas. Importa estarmos abertos para pensarmos juntos em como superar cada batalha, cada dia, independente da sua ou da minha ou de tantas ideologias. É preciso parar a hemorragia. Depois a gente *briga*.

Pediram-me neste texto-capítulo não para falar apenas sobre o vírus, em si mesmo, a doença, ou sequer a narrativa jornalística dos fatos que mudam a cada dia e, mesmos assim, eu venho sem qualquer preocupação acadêmica trazendo alguns fatos até aqui. É uma visão médica sobre a humanidade e possíveis soluções.

Bem, tal visão seria uma tese de doutorado. Impossível. E como tenho apenas alguns dias para entregar este material, eu decidi escrever para você sobre como eu enxergo e trato o medo e o despreparo das minhas pacientes e das pessoas que seguem minhas palestras, livros, posts... e farei isso de um modo absolutamente informal. Meu texto surge do coração e não de um compêndio de psiquiatria. Fui *autorizado a abusar*! Então, vamos lá!

Se pensarmos em uma saída para todos nós, além de diminuirmos o sofrimento hoje, não voltaremos a penar por tantas *coisas desnecessárias*, como violência de todos os tipos; divórcio; outras tantas doenças...

> *Estaremos muito mais preparados para tempos melhores e também para a chegada do próximo vírus.*

Invista no crescimento pessoal

Desenvolvo desde agosto de 2003 um trabalho com o objetivo voltado ao crescimento pessoal de qualquer um que queira se dar ao trabalho de pensar comigo sobre a vida. Sempre tive o pensamento de que, quem passasse por mim, em qualquer circunstância, quer seja uma consulta médica ou no pequeno tempo do percurso de um elevador, eu poderia fazer algo mais, dizer algo bom, um sorriso, um olhar, para que essa pessoa se sentisse inspirada e motivada a se tornar alguém ainda melhor e mais feliz. Isso sempre fez muito sentido para mim.

Apaixonei-me por essa ideia e decidi levar esse projeto adiante. Principalmente porque os resultados da aplicação prática dos conhecimentos que adquiri, durante tantos anos sobre a minha própria vida, foram surpreendentes. Aprender a pensar e descobrir melhor sobre o que é de fato desenvolver SUPERCONSCIÊNCIA. Há um caminho possível e necessário para todos nós.

Sempre acreditei que deveria existir uma maneira eficiente e prática para prevenir, resolver e superar problemas. Bastaria pensar e organizar como um método. Muitas vezes, a saída para as dificuldades de todos os dias, às vezes até problemas graves, está à nossa frente e não enxergamos. Todos nós sabemos disso, já vivemos essas experiências. Seria, portanto, imprescindível levar nossos neurônios por um caminho para achar tal saída. Conte para mim, se você já disse isso alguma vez? – *"Nossa! Porque não pensei nisso antes"*? *"Puxa! Se eu tivesse pensado melhor..."* Ou de um modo... bem ruim: -*"Meu Deus! O que foi que eu fiz"*? Entende, agora? O "pensar e fazer" antes estavam ali; as saídas já existiam. Simplesmente, não pensamos e não fizemos.

As causas de maior parte dessas *distrações* e, como consequência, dos elementos que permitiram nossos problemas está no despreparo, quer seja por inexperiência ou imprudência, e no mundo acelerado que vivemos hoje, muitas vezes, complicado demais para levar nas costas..., o que leva aos resultados indesejados, como... gastos exagerados, tantas perdas e frustrações..., relacionamentos complicados, fortes reações com violência, dor..., numa gama de sofrimentos absolutamente desnecessários que, 'se pensássemos antes', não existiriam.

É verdade! Pensar (antes, durante e depois) sempre será importante, para enfrentar os desafios a nós impostos (muitas vezes criados por nós mesmos). Portanto, é urgente aprender a pensar. Mas, para isso, precisamos de dados suficientes, muito conhecimento e também ajuda para refletir, por que não?

Induzir reflexões sobre diversos aspectos da vida é o que eu mais sei fazer. Tornei-me especialista nessa área, sem nunca, nunca esquecer da emoção. Quando você enxerga um caminho, uma saída, a resposta da emoção é imediata. O sentimento é agradável quando encontramos uma saída. O que você prefere? Uma grande saída ou uma receita médica de tranquilizantes?

> Acredite, na imensa maioria das vezes não precisamos de ansiolíticos ou antidepressivos. "Se pensássemos antes..." Vamos pensar juntos?

Que tal um caminho, um método elaborado para encontrarmos grandes conhecimentos, reflexões e transformações? A 'coisa' é bem maior do que colocarei aqui. Não há espaço suficiente em um capítulo de livro. Contudo, vale iniciar pelo que considero os grandes valores de todo o meu programa. E vou contar para você o principal de tudo o que eu sei, que aprendi e elaborei. Considero quatro pilares que, se bem trabalhados, podem levar seu grau de satisfação e bem-estar ao limite máximo e até inimaginável. Vamos adiante?

Se eu perguntasse para você: – "*Quer saber os quatro passos essenciais, pilares para a sua felicidade (para perder definitivamente o medo)?* Quanto deveria custar um programa como esse e que realmente entregasse resultados?

Vou contar a você que nem eu sei responder. Sabe por quê? PORQUE EU NÃO POSSO ENTREGAR RESULTADO. Neste campo, apenas mostrar a melhor intencionalidade e um esforço total, dentro do meu possível. Atente! O resultado depende muito de quem recebe a informação e o que fará com ela. Fazer algo (com ela) chama-se colocar em prática, observar os fatos da vida com mais confiança, sem tanto medo, e nunca apenas como um espectador passivo (ACREDITAR), avaliar sempre sob outros pontos de vista e possibilidades, tentando entender as forças que agem sobre nossos dias (COMPREENDER); encontrar ali novos sentidos (RESSIGNIFICAR); e, por fim, reagir de modo diferente (FAZER NOVAS ESCOLHAS). Leia dez vezes este parágrafo, até entender.

Muitas pessoas querem ajudar o outro, quem sofre, quem precisa de ajuda... e esquecem totalmente da própria vida. Inconscientemente, boa parte dessas pessoas dedica-se demais ao próximo para fugir de encarar as dificuldades que não acham saída na própria vida e na família. Um dia, eu disse para a presidente de uma grande fundação de assistência social, onde fui palestrar, que *aquela senhora* que sai à noite com uma kombi e motorista para ajudar e recolher moradores de rua, pode estar pior do que quem ela quer ajudar. "*Ajudo o outro para esquecer de mim mesma*". Precisamos *vigiar e orar* sempre as nossas intenções!

Muito bem. Estes são os pilares (para mim, para você e para aquela senhora da kombi): acreditar; compreender; *ressignificar*; fazer novas escolhas.

Vou arriscar. Mas, antes reforçarei o aviso. Infelizmente, apenas ampliar o saber com – "*Nossa! Nunca ouvi falar sobre isso*"; "*Nunca pensei nisso dessa maneira*"; "*Por que não pensei nisso antes*"? Pouco ajudará se tudo ficar apenas na teoria. A vida foi feita para praticar. Sair para o mundo lá fora e enfrentar os desafios, porém, agora com outra crença e com uma forte ferramenta nas mãos. Uma crença que, com treino, o fará reagir no automático.

O poder da decisão

Com quinze anos de idade eu ganhei de presente um livro que mudou a minha vida. "Fernão Capelo Gaivota", de Richard Bach. Neste livro, uma gaivota sai do bando para buscar voos cada vez mais altos, velozes e se superar a cada momento. Lá de cima enxergava os pares..., vou citar como ele mesmo descrevia "comendo cabeça de peixe podre na praia. Essa frase, para mim, traduz o sofrimento (desnecessário) de tanta gente. Alguém argumentou, "*mas essa não é a sina das gaivotas*"? E respondo, com o coração de Fernão: "*Deus nos criou para sermos mais que isso*". A evolução é a maior evidência dessa verdade. E Fernão voltou até aquela praia para ajudar, inspirar e motivar. Em pouco tempo, descobriu que poderia ajudar a poucos, apenas aqueles que assim desejassem. Hoje, eu sei que ele só poderia fazer o possível no curto prazo, durante a própria existência e que a evolução toma uma velocidade diferente para cada um de nós. No entanto, a evolução apenas aguarda ansiosamente por nossa Decisão. Decisão é uma palavra mágica para todos nós – parte do quarto valor: fazer novas escolhas. Vôos mais altos ou cabeça de peixe podre?

Em meus encontros costumava dizer que a felicidade é para todos, mas nem todos são para a felicidade. Pensamento meu de curto prazo. Eu, Fernão e tantos outros que se dedicam a inspirar precisam aprender que a vida não se faz apenas durante a evolução de uma existência.

> *Porém, porém..., a velocidade sempre está na condicional da decisão – decidir voar mais alto. Vem comigo?*

Por hora, apenas siga o raciocínio e depois de alguns (poucos) meses de prática (e estudo), escreva para mim e diga o que sente, a diferença que passou a encontrar nos seus relacionamentos, a força dentro do teu peito. A sua nova visão de futuro.

Criei frases mestras que ajudam a compreender os valores: Primeira, antes reforçaremos os pilares: "*Você é a pessoas mais importante do universo*". Segunda: "*Você foi feito para dar certo*"; Terceira: "*Um mundo de pessoas sonhou por você há muitos anos*"; Quarta: "*Muitas pessoas hoje torcem e ainda sonham por sua vida*".

Apresento a você as quatro frases, descritas acima, para os quatro valores que seguirei discutindo adiante. Ainda quer saber?

Antes de continuar me permita ler o futuro. Qualquer coisa que eu vá escrever aqui agora, quando você terminar de ler irá pensar assim: *só* isso? Deixe-me dizer uma coisa. É um *tudo isso*. Contudo, nossos mecanismos de defesa nos afastarão da prática, imediatamente. E usarão todas as justificativas para a luta e fuga. Não entendemos bem o processo e, desse modo, achamos que é besteira, impossível, vigarice..., qualifique como quiser, mas saiba: Você reagirá assim. É normal. Ou porque não entendemos bem, ou o nosso inconsciente entende e quer fugir, porque ele foi desenhado pela natureza para a nossa proteção e sobrevivência – esses aspectos muitas vezes o novo traz o *medo de mudanças*.

Geralmente, nos encontramos em um equilíbrio confortável, muitas vezes até satisfatório. Mudar para quê? É verdade, porém não poucas vezes estamos apenas assoprando, aliviando nossas feridas e criando dores ainda maiores nas pessoas que amamos. Daí a importância de *pensar antes*. Vivemos de acordo com as nossas crenças construídas. Mas, elas estão bem construídas? Será?

A chance de (eu, você, alguém) ler aqui e não consegui pensar que é para si mesmo..., é gigante. Vigie. E, se quiser, ore!

Eu não estou aqui fazendo um prejulgamento. Estou fazendo um julgamento! E isso me fez lembrar de alguém lá atrás que também disse *"Não julgue"*. No entanto, eu sempre achei que o que de fato Ele quis dizer foi *"Não condene, baseado na tua verdade"*. Deve ter sido um erro de tradução, de um escriba após outro. Interesses? Só o rei e a igreja julgam?

Mas, Ele, há muito tempo atrás foi também muito claro quando disse *"vigiai e orai"* e seguiu por toda a região *curando cegos e aleijados*. Porém, o mais interessante, é que, diferente do que a maioria acredita, Ele não curava.

> *Ele mesmo dizia sempre, após cada milagre: "Sua fé te salvou". Sim, depende de você colocar em prática a sua visão e as suas pernas.*

Em minhas palestras eu mostro que a nossa fé está um passo à frente do nosso lobo frontal. Como se fosse uma cenourinha imaginária pendurada à frente da central de comando cerebral, onde se constrói o planejamento estratégico com visão de futuro. Sim. A fé não tira uma montanha de um lado e joga no outro, se não houver um objetivo claro para isso. A fé não é tola. É ela que te conduzirá por todo universo e sem te abandonar nunca. Mas, tem que merecer, desejar com todas as forças das turbinas emocionais – automáticas -, e seguir seu caminho *"levantar, pegar sua maca e ir para casa"*.

Enquanto não olhamos para isso a vida seguirá batendo, batendo, batendo e nós errando, errando, errando..., nos machucando, machucando os outros..., até que um dia algo acontece que *cai a ficha*. Você lembrará das frases que já te afirmei aqui, das quatro palavras que vou apresentar melhor em instantes e tudo começará a fazer sentido. Ah! Sim! E lembre-se sempre Dele!

Não pense que só *contarei tudo* em um próximo livro, um próximo curso, um próximo..., como alguns autores costumam fazer; *no próximo entregarei o que você mais precisa e venderei a você por um valor módico, de apenas, tão somente, só, maior de cinco dígitos. E você poderá pagar em duzentas vezes, com juros.* Não!

No entanto, sabe por que eu não conseguirei entregar tudo aqui hoje? Primeiro, porque não cabe, não há tempo e..., principalmente, agora vai, porque eu também estou no caminho. Não sei de tudo, apesar que já evolui bastante nesses conhecimentos. E garanto, me entregar a eles fez uma gigantesca diferença em minha vida. A vida é o caminho, a resposta, o possível HOJE. Apenas, *faça o que é preciso ser feito*, hoje. Depois, mais um passo amanhã, e depois... É assim que eu vivo. Fernão Capelo Gaivota também. Um desafio de cada vez. Contudo, hoje, *sabendo* a direção (porque o caminho, enfim, pode e irá mudar a qualquer momento, nunca a direção).

> Acredite! São vários os caminhos possíveis quando você conhece e está seguro na direção. Você é o comandante agora?

Então, vou te contar outra frase, que até a minha esposa fica irritada algumas vezes, mas, eu fico muito feliz ao ver minha filha repeti-la quando algo sai errado (supostamente errado) também para ela: "*Está tudo certo sempre, né papai*"? Sim! Ela já aprendeu uma das mais espetaculares frases para se viver uma vida de paz. Vou desde já te dar uma dica. Este "*né papai*", no final da frase, ela diz por motivos óbvios. Então por quê não você também falar "*Está tudo certo sempre*" e completar em pensamento com um grande "*né papai*", olhando para o céu, com um sorriso de confiança nos lábios. Peguei pesado? Será? Quer '*meu né papai*' emprestado?

Alegria ou sofrimento não são obras do acaso. São o resultado da **maneira que escolhemos pensar**. Nossas emoções são parte de um *software* que roda há milhares de anos em nosso cérebro, todas elas para ajudar a dar direção, proteção, sobrevivência. Nunca abandone nenhuma. No entanto, elas são comandadas por nossos pensamentos. Muitos animais têm pensamentos e emoções. Porém, apenas o homem tem uma cabine de comando, um *hardware* espetacular, no maior esquema conhecido desenvolvido pelo universo exclusivamente para nós.

Eu e você possuímos uma área frontal cerebral chamada Lobo Frontal. E as maiores tarefas esperadas para ele são: planejamento estratégico e visão de futuro. Esta estrutura e função permite o desenvolvimento de algo muito especial que já vive em você. A **SUPERCONSCIÊNCIA**. Um passo significativamente maior que a consciência, isto é, muito mais que o simples fato de você estar acordado, consciente. Você é o piloto da sua vida. O comandante.

Contudo, um comandante dá ordens. Um comandante preparado acerta mais. Um novato geralmente não é obedecido e erra. Será que não é aqui que mora tanto sofrimento? *"Se eu tivesse pensado antes"; "Onde foi que eu errei"*?

Vou contar a você *o pulo do gato*. Estamos, todos, em uma curva de aprendizado dessa nova estrutura cerebral. Leva um tempo para aprender a *pilotar* uma nova aeronave. Pois, deixe-me dizer. Já passou da hora de usarmos todo o poder de um cérebro pleno, coordenado e direcionado. Sem mais: apenas o plano de *falar que você deve ir para frente* e o medo que quer *te dizer que você deve ir para trás*. Entende agora a necessidade da maca? E do barro nos olhos? E do... *"vigiar e orar"*?

A chave para o sucesso, a paz e a felicidade está em suas mãos. Não há nada místico, sagrado, segredo, mágico... Muitas vezes, esses desvios são apenas para *vender algo*. *Sagrado* é o caminho que você já percorreu no universo para chegar até onde está. *Mito* é a sua história exclusiva e verdadeira. *Símbolo* é o que você fará com ela. Agora, a decisão é sua. Sente no *cockpit*, assuma o comando dos pensamentos, sinta o tremendo poder das turbinas das emoções, capazes de levar você para lugares nunca antes imaginados. E boa viagem. Não existe limites para nossa imaginação. Vamos experimentar os motores e a nova direção?

Preciso insistir agora. Parecerá simples, até tolo. Mas, coloque em prática esses valores no seu dia-a-dia e apenas observe os resultados. Como eu já disse, depois me conta.

Outra frase de todo programa: *"Tornar simples o que é importante"*. Dificultar o que na verdade é simples é apenas uma questão de ego. Quem precisa provar que sabe mais, que é mais, que... sofre. Sofre muito. O que você precisa, além de ser feliz?

Por uma questão de fixação, e porque os valores estão diretamente ligados a elas, vamos repetir as frases-fundamento: Primeira: *"Você é a pessoas mais importante do universo"*. Segunda: *"Você foi feito para dar certo"*; Terceira: *"Um mundo de pessoas sonhou por você há muitos anos"*; Quarta: *"Muitas pessoas hoje torcem e ainda sonham por sua vida"*.

Agora vamos aos valores:

Acreditar: no universo, Deus, em sua origem e destino; na vida; em você; no outro (um outro você); no futuro e no caminho.

Compreender: os fatos da vida, como você mesmo *funciona*, como os outros funcionam – prazeres, dores, lutas e fugas... – e isso faz compreender os relacionamentos, as próprias dificuldades e as dos outros, entender a formação das feridas emocionais que machucam muito e fazem a gente (e outros) reagir muitas vezes não da maneira como desejamos. Mas, fazemos assim, porque nossas turbinas emocionais estão sem comandante lá na frente, no *cockpit*, muitas vezes também sem a cenourinha da fé pendurada na frente dos olhos que, com medo, não enxergam direito mais nada. Compreender que o amor existe e que todos nós somos carentes dele e, por fim (deixando um mundo de frases de lado), todos merecemos. *O outro (e nós mesmos), importa saber, é apenas um animal, ferido pela própria história, vagando pela vida, implorando para se curar* (← releia vinte vezes). Que um animal com medo, reage, nos fere quando tentamos nos aproximar, mesmo que sabendo, vive num grande não saber (ilusões). Compreender por que a frase "*o amor cura*" é tão verdadeira. Mas, nunca poderá curar se não acreditar, levantar, pegar a maca e ir para casa.

Ressignificar: olhar para a maneira como vemos o mundo hoje e quando passamos a acreditar e compreender... enfim, dar novos significados é consequência inevitável. Toda a psicologia é baseada em técnicas para fazer você enxergar novos significados nos fatos passados e presentes, desse modo, permitir desenhar um novo futuro. Para mim, as melhores técnicas terapêuticas não funcionam se VOCÊ não se colocar no caminho. Para mim, repito, vinte anos de terapia é prova que nunca fez terapia e apenas vai todas as semanas *bater papo* com alguém que às vezes precisa mais de ajuda do que você. Terapia de fato é perguntar algo para alguém mais preparado "ajudar você a pensar", não pensar por você. *Toc Toc Toc*. "Por favor... me ajuda a pensar"? "Claro! Entre! Quantas conversas são necessárias para colocar você de novo na luta pela vida, agora com nova direção? Não enxergar é uma... agora vamos ao último valor desse trabalho.

Fazer novas escolhas: Sim! Se agora você acredita (no amor, na vida, em si mesmo, nos filhos...), compreende (o amor, os outros, os fatos da vida, a natureza...), ressignifica (a relação com as pessoas mais importantes para você) e... faz novas escolhas.

Aprenda com a prática diária da vida. Jesus ensinava por meio de parábolas, usando linguagem daquele povo da época. Uma prática que precisamos exercitar 'a cada namorado novo da filha', isto é, para cada surpresa que insiste em chegar a todos nós. Portanto, sofrimento é uma escolha do pensamento – apenas isso. A escolha da maneira de pensar, aceitar e trabalhar os fatos da vida. Agora a grande notícia: "Alegria também é uma escolha". Não muda: A escolha da maneira de pensar, aceitar e trabalhar os fatos da vida. Alegria ou sofrimento estão (e sempre estiveram) em suas mãos.

Para encerrar eu pergunto agora a você: como irá encarar, receber, trabalhar, suportar e passar a próxima Crise (até a uma nova pandemia viral). Você é muito maior que um vírus (ou qualquer problema). Mesmo nas perdas e frustrações, você vencerá sempre – mesmo quando perder (porque apenas aparentemente perde).

"*Está tudo certo sempre*"! Lembra-se? Eu sei, muito louco no começo. Mas, logo, e com habilidade exercitada, qualquer problema que surgir à sua frente, você reagirá com seu primitivo automático agora bem treinado – "Sim! Está tudo certo". E quanto mais treinado estiver, passará a completar, feliz e em paz, do fundo do coração, com um grande: "Né Papai? Está tudo certo sempre"! Gratidão.

Deus te abençoe.